Gamma-Hydroxybuttersäure(GHB) / Liquid Ecstasy – Aussagekraft von GHB–Konzentrationen beim Menschen

Ein Beitrag zur Einschätzung
der Aussagekraft von GHB-Konzentrationen
und
festgelegten Entscheidungsgrenzwerten
zur Differenzierung
von endogener und exogener Gamma-Hydroxybuttersäure
in Körperflüssigkeiten des Menschen

von

Dr. rer. nat. Bernd Holger Briese
Fachbiologe für Toxikologie

Göttingen, im Januar 2011

Bibliografische Information der Deutschen Nationalbibliothek
Die Deutsche Nationalbibliothek verzeichnet diese Publikation in der Deutschen Nationalbibliografie; detaillierte bibliografische Daten sind im Internet über http://dnb.d-nb.de abrufbar.
1. Aufl. - Göttingen : Cuvillier, 2011

978-3-86955-615-4

Nonnenstieg 8, 37075 Göttingen
Telefon: 0551-54724-0
Telefax: 0551-54724-21
www.cuvillier.de

1. Auflage, 2011
Gedruckt auf säurefreiem Papier

978-3-86955-615-4

Vorwort

Der vorgelegte Beitrag zur Interpretation von GHB-Konzentrationen in diagnostisch relevanten Körperflüssigkeiten beim Menschen basiert auf einer Abschlussarbeit mit dem Titel „Aussagekraft von Gamma-Hydroxybuttersäure (GHB) – Konzentrationen bei der Beurteilung von Vergiftungsfällen“, welche vom Autor 2009 im Rahmen des Postgradualstudiums der Toxikologie der Universität Leipzig angefertigt worden ist (DOI: 10.2370/OND000000000086). Diese Abschlussarbeit wurde überarbeitet und erweitert: Aktuelle Literatur wurde aufgenommen, erläutert und bewertet, um es zu ermöglichen, die Frage nach der forensisch bedeutsamen Problematik, zwischen endogenen GHB-Konzentrationen und GHB-Konzentrationen resultierend aus exogener Quelle unterscheiden zu können, möglichst präzise und wahrheitsgetreu zu beantworten - sofern dieses aufgrund der vorhandenen Daten möglich ist.

Inhaltsverzeichnis

Abkürzungsverzeichnis

ADH	Alkohol-Dehydrogenase
AlDH	Aldehyd-Dehydrogenase
AUC	Fläche unter der Konzentrations-Zeit-Kurve (“area under curve“)
AUMC	Fläche unter der ersten Momentkurve („area under curve – first moment“)
BD	1,4,-Butandiol
CL_o	Scheinbare orale clearance („apparent oral clearance“)
C	Konzentration
C_{max}	Maximale Konzentration („peak concentration“)
EDTA	Ethylendiaminteraessigsäure
EI	Ionisierung durch Elektronen („electron ionisation“)
EtOH	Ethanol
FID	Flammenionisationsdetektion („flame ionisation detection“)
GABA	Gamma-Aminobuttersäure
GBL	Gammabutyrolacton
GC	Gaschromatographie
GHB	Gamma-Hydroxybuttersäure
GVA	Gamma-Valerolacton
K_e	Eliminationsgeschwindigkeitskonstante („elimination constant“)
KG	Körpergewicht
MDMA	Methylen-dioxi-Methamphetamin
MCT	Monocarboxylat-Transporter
MS	Massenspektrometrie
MRT	Mittlere Verweildauer (“mean residence time” = AUMC/AUC)
SSA	Succinatsemialdehyd
SIM	Detektion nur bestimmter Einzelmassen („selected ion monitoring“)
$t_{1/2}$	Halbwertszeit („elimination half-life“)
$t_{1/2z}$	Terminale Halbwertszeit („terminal half-life“)
t_{max}	Zeit bis zur erreichten maximalen Konzentration des Stoffes („time of occurrence of C_{max}“)
TMS	Trimethylsilyl
V_d	Verteilungsvolumen

Abbildungsverzeichnis

Tabellenverzeichnis

1. Einleitung

Gamma-Hydroxybuttersäure (GHB) ist als endogene Verbindung im Blut und Urin des Menschen nachweisbar. Bei dieser kurzkettigen Fettsäure handelt es sich um ein Strukturanalogon der Gamma-Aminobuttersäure (GABA). GHB hat eine beruhigende und schmerzlindernde Wirkung (nach Roth und Giarman, 1969; Doherty und Roth, 1978). Die Substanz wirkt euphorisierend und leicht berauschend (Iten et al., 2000). GHB wird in Deutschland unter dem Namen Somsanit® als Medikament vertrieben und u.a. als Narkotikum eingesetzt. GHB wird jedoch auch missbräuchlich verwendet und ist relativ einfach zu beschaffen (Internet, Tanzclubs, Fitnessstudios). Aufgrund der möglichen Wirkungen ist GHB als „Clubdroge" bekannt geworden. Als Konsumenten von GHB sind neben Ravern (erwünscht ist die enthemmende Wirkung bzw. Sedation und eine mögliche muskelrelaxierende Wirkung von GHB nach Ecstasykonsum) Bodybuilder (als mögliche Alternative zu Steroiden wird GHB die Freisetzung von Hormonen zugeschrieben) sowie Berufskraftfahrer (Einnahme von GHB zur Erholung) zu nennen (Couper und Logan, 2001). GHB wird von Tätern zur Vorbereitung sexueller Übergriffe verwendet („date-rape drug") (Andresen et al., 2008; Karila et al., 2009). Dabei wird GHB unauffällig in Getränken den potentiellen Opfern beigegeben (Wells, 2001) mit dem Ziel einer vermeintlichen Steigerung des Antriebes, verbunden mit einem komaauslösenden Effekt. Nach Einnahme von GHB kann eine Amnesie auftreten (Kintz et al., 2004).

GHB wird zu den Knock-out (K.-o.) Mitteln gezählt (Madea und Mußhoff, 2009). Illegal wird GHB als hygroskopischer Feststoff, als farblose Flüssigkeit oder als wässrige Lösung von Salzen der GHB gehandelt (Mußhoff und Madea, 2008). Illegal hergestelltes, durch Mischen von Natriumhydroxid und Butyrolacton gebildetes GHB stammt oft aus selbstgebauten Laboratorien (sog. „Hexenküchen"). Die Reinheit dieser illegal synthetisierten GHB und deren Konzentration sind sehr unterschiedlich (Williams, 1998). In Deutschland wurde GHB 2002 den betäubungsmittelrechtlichen Vorschriften unterstellt und in der Anlage III zu §61 BtMG (verkehrsfähige und verschreibungsfähige Stoffe) aufgeführt. Mittel wie Somsanit® (als injizierbare Lösung) unterliegen der einfachen Verschreibungspflicht (Mußhoff und Madea, 2008). Bei Androhung höherer rechtlicher Konsequenzen wird gemeinhin ein Verzicht der missbräuchlichen Einnahme von GHB eher wahrscheinlich (Anderson et al., 2010).Neben GHB spielen die körpereigenen Substanzen Gammabutyrolacton (GBL) (Fieguth et al., 2009) und 1,4-Butandiol (BD) (Thai et al., 2007) eine Rolle. GBL und BD werden im menschlichen Organismus sehr schnell in GHB umgewandelt. GBL ist nicht im BtMG aufgeführt, der Besitz ist nicht strafbar und wird durch das Chemikaliengesetz (ChemG) und die Gefahrstoffverordnung (GefStoffV) geregelt. Der Missbrauch von GBL zur Synthese von GHB ist in Deutschland strafbar (Mußhoff und Madea, 2008). In den U.S.A. fallen Mixturen mit einem GBL-Anteil $\leq$ 70% nicht unter die rechtlichen Regelungen des „Controlled Substances Act“ (DEA, 2010).

Bei toxikologischen Untersuchungen, insbesondere bei forensisch relevanten Fragestellungen ist es entscheidend, zwischen endogenen GHB-Konzentrationen und GHB-Konzentrationen resultierend aus exogener Quelle unterscheiden zu können (Kintz et al., 2004). Aufgrund der Bandbreite der endogen vorkommenden GHB-Konzentrationen ist das Festlegen eines Entscheidungsgrenzwertes (Cut-Off Limit) Gegenstand wissenschaftlicher Diskussion.

In dem vorgelegten Beitrag wird behandelt, wie die Aussagekraft von GHB-Konzentrationen und angegebene Entscheidungsgrenzwerte zu beurteilen sind. Nach einem Überblick über die Literatur werden Fälle mit dokumentierter GHB-Einnahme vorgestellt. Im folgenden Kapitel werden Einflussfaktoren auf GHB-Konzentrationen genannt und die postmortale Bildung von GHB, das Vorkommen endogener GHB sowie Entscheidungsgrenzwerte von endogener GHB in Blut und Urin diskutiert. Abschließend werden die Aussagekraft von GHB-Konzentrationen und vorgeschlagene Entscheidungsgrenzwerte beurteilt. Im Mittelpunkt der Arbeit steht die forensisch bedeutsame Problematik, zwischen endogenen GHB-Konzentrationen und GHB-Konzentrationen resultierend aus exogener Quelle unterscheiden zu können. Das Ziel ist, unveränderte Proben zu analysieren, um aussagekräftige Ergebnisse zur Beurteilung der jeweiligen Fälle zu erhalten.

2. Substanzübersicht

Gamma-Hydroxybuttersäure (GHB/CAS-Nr. 591-81-1) ist eine endogene Verbindung, die als inhibitorischer Neurotransmitter im ZNS von Säugetieren vorkommt (Ghysel, 1999; Nicholson und Balster, 2001).
Beim Menschen wird GHB in Nervenzellen und somatischen Zellen gefunden und kommt in Körperflüssigkeiten wie Blut, Urin und cerebrospinaler Flüssigkeit vor (Waszkielewicz und Bojarski, 2004). Über ihre Funktion außerhalb des Nervensystems ist wenig bekannt.
GHB wurde bereits im vorletzten Jahrhundert isoliert (Saytzeff, 1874) und als Substanz erstmals von Laborit et al. (1960b) synthetisiert. GHB kann als Fermentationsprodukt in Nahrungsmitteln nachgewiesen werden (Shima et al., 2004).
GHB wird in Deutschland unter dem Namen Somsanit® als i.v. Narkotikum bei Kaiserschnittentbindungen, zur Geburtsanästhesie und bei Risikofällen (Patienten mit Leberschäden) eingesetzt (Mußhoff und Madea, 2008). Weitere Einsatzgebiete sind Schlaflosigkeit sowie Alkohol- und Opiat-Entzugssymptome (Mari et al., 2009; Ghysel, 1999; Nicholson und Balster, 2001). Die handelsübliche Lösung Somsanit® enthält ca. 2,4 g Na - GHB entsprechend 2 g GHB/ml, pH-Wert ca. 8 (Meyer et al., 2005).
GHB kann medizinisch zur Behandlung der Narkolepsie (Carter et al., 2009a; Feldman, 2010) und in der Allgemein-Anästhesie eingesetzt werden. Wegen des Auftretens von Myoklonien wird es nur selten verwendet (Craig et al., 2000). Xyrem (*sodium oxybate*; ein von der FDA geprüftes pharmazeutisches GHB-Produkt) wurde auch als intravenöses Anaesthetikum und in der Behandlung von Fibromyalgia, Alkoholabhängigkeit und „post-traumatic stress disorder" eingesetzt (Schwartz et al., 2007; Frucht et al., 2005; Kaupmann et al., 2003).
Im Falle der Behandlung einer Alkoholabhängigkeit wird GHB verabreicht, da im ZNS eine gleichartige Wirkung nach einer GHB-Gabe wie nach einer Alkohol-Einnahme auftreten kann. Als Folge wird weniger Alkohol konsumiert, wie Caputo et al. (2009) beschrieben. Die Gabe von 50 - 100 mg GHB/kg KG

verteilt auf mehrere Dosen täglich verringert das Auftreten von Entzugserscheinungen. Eine missbräuchliche Einnahme von GHB bei Alkoholabhängigen wurde dabei nur bei ca. 10% der beteiligten Personen beobachtet (Caputo et al., 2009).

Ein zugelassenes Antidot zur Behandlung einer GHB-Vergiftung ist derzeit nicht bekannt (für Physiostigmin steht ein valider klinischer Wirksamkeitsnachweis aus) (Meyer et al., 2005).

2.1. Vorkommen und Bildung von GHB

Durch Metabolisierung des körpereigenen Neurotransmitters GABA wird Gamma-Hydroxybuttersäure als inhibitorischer Neurotransmitter im ZNS gebildet und in Neuronen akkumuliert. Im Striatum des Menschen (und bei Affen) wurde eine GHB-Konzentration von 11 – 25 μM festgestellt (zur Übersicht s. Maitre, 1997). GHB passiert die Blut-Hirn-Schranke, was für einen Neurotransmitter ungewöhnlich ist. Nach Aufnahme von GHB erhöht sich deshalb die Konzentration in der Cerebrospinalflüssigkeit (CSF) und im menschlichen Gehirn. Die GHB-Konzentration kann sich dabei um ein Vielfaches erhöhen und als Folge werden GHBerge Rezeptoren abgesättigt (Waszkielewicz und Bojarski, 2004).

GHB kommt auch extraneural vor, z. B. in den Nieren und in braunem Gewebe der Ratte. Ein Zusammenhang zwischen Proteingehalt und der GHB-Konzentration wurde nicht festgestellt (Nelson et al., 1981).

Die physiologische GHB-Konzentration im Blut (endogener GHB-Spiegel) wird mit etwa 1 µg/ml angegeben (Steinecke, 2007; Baselt, 2004). Als Nachweisgrenze für GHB wird von Baselt (2004) ein Wert < 1 µg/ml genannt. Für die physiologische GHB-Konzentration im Plasma wird auch ein Wert von 0,1 µg/ml angegeben (Meyer et al., 2005). Mit Hilfe einer optimierten GC-MS-Analyse (Nachweisgrenze: 0,03 µg/ml [full-scan], 0,003 µg/ml [SIM mode]) wurden von Shima et al. (2005) noch geringere GHB-Konzentrationen im Blut bestimmt (0,005 – 0,01 µg GHB/ml Blut).

Nach Angabe von Steinecke (2007) kann GHB peripher durch Serumlactonase katalytisch aus Gammabutyrolacton (GBL) gebildet werden. Serumlactonase ist im neuronalen Gewebe des Gehirns nicht vorhanden (Snead und Gibson, 2005; Maitre, 1997). GBL entsteht im Muskelgewebe in Abhängigkeit von der Dauer der Muskelkontraktion (Roth und Giarman, 1966). Je nach GBL-Konzentration und vorhandener Serumlactonase kann es zu einer Erhöhung der GHB-Konzentration kommen.

Die Biosynthese und der Abbau von GHB im Gehirn ist in der folgenden Abbildung dargestellt (Maitre, 1997).

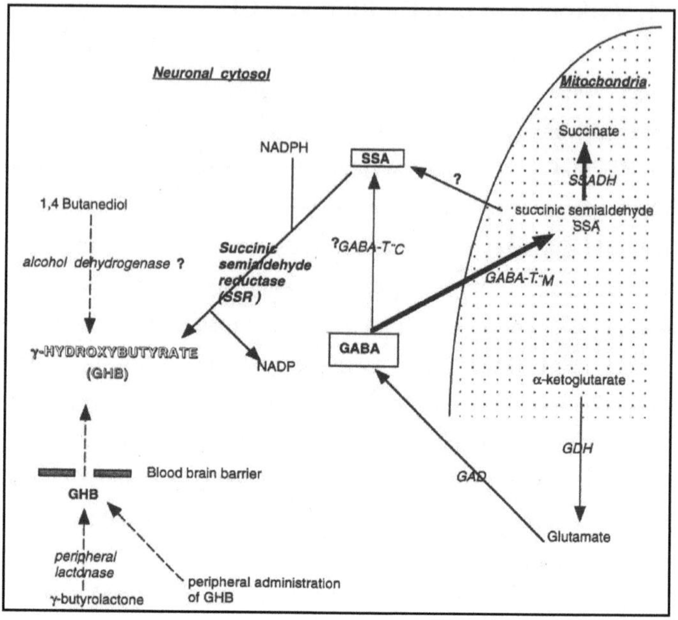

Abbildung 1: Biosynthese von GHB im menschlichen Gehirn (Maitre, 1997).

GABA wird über ein mitochondriales Enzym zu Succinatsemialdehyd (SSA) umgewandelt. SSA wird mittels einer Reduktase im Cytoplasma des Neurons zu GHB metabolisiert.

GABA wird im Mitochondrium oxidativ zu Succinat abgebaut, indem gebildetes SSA mit Hilfe einer Dehydrogenase weiter metabolisiert wird.

GHB wird offenbar im neuronalen Zytosol aus GABA gebildet oder kann durch Reduktion von 1,4-Butandiol (BD) gebildet werden.

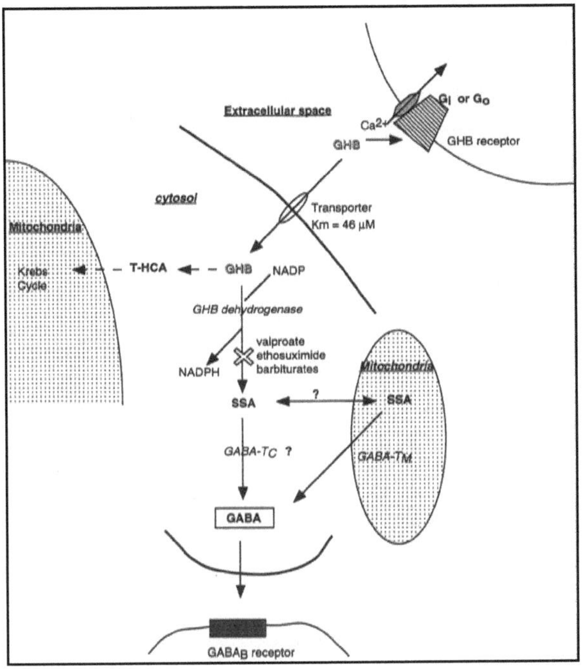

Abbildung 2: Biodegradation von GHB im menschlichen Gehirn (Maitre, 1997).

Hauptabbauweg der extrazellulär lokalisierten GHB ist nach aktiver Aufnahme in neuronalen Zellen die Metabolisierung zu Succinatsemialdehyd (SSA) mit Hilfe einer Dehydrogenase. Es folgt eine Oxidation zu Succinat, welches in den Tricarbonsäurezyklus (TCA-Zyklus) eingeht. SSA kann ebenso zu GABA umgewandelt werden. GHB wird letztlich zu GABA abgebaut. GHB kann auch in trans-Hydroxycrotonsäure (T-HCA) umgewandelt werden.

Von verschiedenen Psychopharmaka (z.B. Barbituraten) wird der enzymatische GHB-Abbau gehemmt. Durch die GHB-Dehydrogenase-Inhibitoren Valproinsäure (Valproat) und Ethosuximid (ein Succinimidderivat), jeweils eingesetzt als Antiepileptika, können die Wirkungen einer GHB-Einnahme verstärkt werden (Hechler et al., 1997; Mathivet et al., 1997). Die Inhibierung ist wohl Ursache der Verstärkung.

Die Succinatsemialdehyd-Dehydrogenase (ALDH5A1) ist eines von zwei Schlüsselenzymen, um im synaptischen Spalt vorliegendes GABA zu recyclen. ALDH5A1 bzw. eine Aldo-Keto-Reduktase (AKR7A2) können als neurale Enzyme aus Succinatsemialdehyd Succinat (ALDH5A1) oder GHB (AKR7A2) bilden. Malaspina et al. (2009) zeigten, dass es nach Abnahme der ALDH5A1-Aktivität zu einem regionalen Anstieg u.a. der GHB-Konzentration kommt.

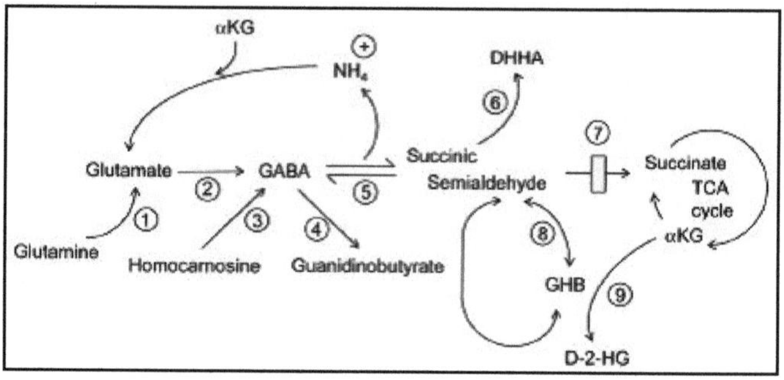

Abbildung 3: Metabolische Zusammenhänge zwischen der GABA-Synthese und dem GABA-Metabolismus sowie dem Vorkommen von GHB (Malaspina et al., 2009).

Enzyme in nummerierter Reihenfolge:

1: Glutaminase, 2: Glutaminsäure-Decarboxylase, 3: Homocarnosinase, 4: Arginin:Glycin Amidinotransferase, 5: GABA Transaminase, 6: vermutlich Pyr-DH, 7: Succinat-Semialdehyd Dehydrogenase (ALDH5A1), 8: Aldo-Keto Reduktase 7A2 (AKR7A2), 9: HOT (reversible, NAD+-unabhängige Transhydrogenase, konvertiert GHB und Alpha-Ketoglutarat zu SSA und D-2-Hydroxyglutarat, D-2-HG).

Eine Blockade der ALDH5A1 (7) führt zu einem Anstieg der GHB-Konzentration.

2.2. Wirkungen von exogener GHB beim Menschen

GHB wirkt in geringen Einzeldosen (1-2 g) leicht berauschend, euphorisierend, anxiolytisch und entspannend. Die Sinneseindrücke, die körperliche Sensibilität und das Kontaktbedürfnis werden verstärkt (Iten et al., 2000).
Dosen von 10 mg/kg Körpergewicht (KG) führen zu Amnesie, 20 - 30 mg/kg KG können Schlaf verursachen und 50 mg/kg KG oder höher führen zur Ausschaltung von Schmerz und Bewusstsein (Ghysel, 1999; zit. in Kintz et al., 2005).
Waszkielewicz und Bojarski (2004) machten Angaben dazu, wie sich die Einnahme unterschiedlicher Dosen von GHB auswirken kann (nach Dyer, 1991) und welche GHB-Konzentrationen beim Auftreten eines Komas bestimmt wurden (nach Helrich, 1964). Nach Einnahme von < 0,7 g GHB kam es zu Euphorie, in einem Bereich von 0,7 - 1,4 g GHB zu kurzzeitiger Amnesie, bei 1,5 - 2,1 g GHB zu Schläfrigkeit bzw. Schlaf sowie bis 3,5 g GHB zum Verstärken dieser Wirkung und letztlich ab 3,5 - 4,9 g GHB zu Bewusstlosigkeit und leicht ausgeprägter Analgesie. In Abhängigkeit von der im Blut gemessenen GHB-Konzentration wurde bei Werten > 260 mg GHB/ml ein Koma bei Patienten ohne Reaktion auf Schmerz festgestellt, bei einem Bereich von 240 – 156 mg GHB/ml schliefen die Patienten und reagierten auf Schmerz, von 156 – 52 mg GHB/ml zeigten Patienten spontane Bewegungen und öffneten zeitweise die Augen, unterhalb einer Konzentration von 52 mg GHB/ml wachten die Patienten auf.
Wegen der steilen Dosis-Wirkungs-Beziehung kann es nach Aufnahme von GHB sehr schnell zu Intoxikationen kommen, welche geprägt sein können durch Übelkeit, Erbrechen, vorübergehende Amnesie, Desorientiertheit, Agitiertheit, Myoklonien, Bradykardie, Atemdepression und Koma (Bernasconi et al., 1999; Chin et al., 1998; Dyer, 1991; Galloway et al., 1997; Iten et al., 2000; Li et al., 1998a; Li et al., 1998b; Mason und Kerns, 2002; Okun et al., 2001; Yoong, 1998). Aufgrund der emetischen Wirkung von GHB kann es zu Aspirationen bei Intoxikationen kommen (Kam et al., 1998). Sowohl das Abtauchen in die Bewusstlosigkeit als auch das Erwachen aus dem Koma

erfolgt sehr rasch (Templeton und Vonesch, 2005; Van Sassenbroeck et al., 2007). Eine mögliche Amnesie verläuft dabei anterograd (Iten et al., 2000).

Carter et al. (2009b) untersuchten die Wirkung von GHB (*sodium oxybate [oral solution; 500 mg/ml];* 1,125, 2,25, 4,5 g /70 kg), Triazolam (0,125, 0,25, 0,5 mg/70 kg) und Placebo auf gesunde Probanden. Im Vergleich zu Triazolam wurde bei GHB-Einnahme z. B. ein geringerer Einfluss auf die kognitive Leistung oder Psychomotorik beobachtet. Aufgrund der festgestellten relativ schwachen Amnesie nach GHB-Einnahme wird ein einhergehender Bewusstseinsverlust oder eine Mischintoxikation (mit Alkohol) für das Auftreten einer Amnesie nach Einnahme von illegal hergestelltem GHB angeführt (Carter et al., 2009b).

Nach Einnahme von GHB kann ein gemischt aufputschendes-beruhigendes Verhalten (zweiphasiges Zeitprofil) ausgelöst werden (Abanades et al., 2006). Im Falle von Ethanol (Davidson et al., 2002) oder Cannabis (Heishman et al., 1997) wurde auch ein zweiphasiges Zeitprofil beobachtet.

Die im Falle von GHB beobachtete steile Dosis-Wirkungs-Beziehung wurde von Nasrallah et al. (2010) auf die Umwandlung von GHB in GABA zurückgeführt (ab einer GHB-Konzentration > 30 µM im Cortexgewebe). Von den Autoren wurde eine Interaktion mit einem postulierten GABAergen ‚Master-Switch-Rezeptor‘ bzw. eine direkte GHB-Wirkung auf einen extrasynaptischen Rezeptor als Erklärung genannt.

Von Van Sassenbroeck et al. (2007) wurden in einer Studie Teilnehmer von Rave-Parties untersucht, die bewusstlos aufgefunden worden sind mit Verdacht auf eine GHB-Vergiftung. In 15 von 21 Personen wurden im Blutplasma erhöhte GHB-Konzentrationen nachgewiesen. Von diesen 15 Personen hatten 14 Personen noch weitere Betäubungsmittel eingenommen. Die gemessenen GHB-Konzentrationen bei Stationsaufnahme reichte von 112 - 430 µg/ml Blutplasma (Medianwert: 212 µg/ml Blutplasma). Die Patienten waren 90 Minuten (Medianwert) ohne Bewusstsein und erlangten dann innerhalb von nur 30 min wieder das Bewusstsein. Die Ursache für das schnelle Erwachen aus dem durch GHB-Einnahme verursachten Koma wurde nicht geklärt. Van Sassenbroeck et al. (2007) fanden keinen Zusammenhang zwischen der Plasma GHB-Konzentration und dem hypnotischen Effekt.

Ebenso wurde in einer Studie von Sporer et al. (2003) kein Zusammenhang zwischen den GHB-Serumspiegeln und der Schwere des Komas oder der Zeit bis zum Erwachen festgestellt. In einer Studie von Abanades et al. (2006) waren die GHB-vermittelten Wirkungen dosisabhängig und die GHB-Konzentrationen im Plasma ließen sich eher mit den psychostimulierenden Wirkungen als mit den beruhigenden Wirkungen in Verbindung bringen. Ausgehend von der festgestellten kurzen Halbwertszeit von GHB als mögliche Erklärung für das Phänomen, würde man eine direkte Beziehung zwischen der GHB-Konzentration im Plasma und einer einschläfernden Wirkung erwarten.

Nach Abanades et al. (2006) reichen die Mengen bei missbräuchlicher Einnahme von GHB von 2 – 6 g (25 – 75 mg/kg KG). Carter et al. (2009a) untersuchten die Risiken der Einnahme von pharmazeutisch und illegal hergestelltem GHB; die Einnahme des Ersteren ist mit geringeren Risiken verbunden. Bei missbräuchlicher Einnahme von illegal hergestelltem GHB wurde als typische GHB-Menge 70 mg/kg KG angeführt, ausgehend von einem Körpergewicht von 70 kg. Befragte gaben an, 1x - 6x pro Woche, 1x – 3x am Tag GHB zu konsumieren. Da GHB häufig als wässrige Lösung mit nicht genau bekannter Konzentration konsumiert bzw. missbräuchlich verabreicht wird, ist die Gefahr einer Überdosierung sehr hoch (und im letzteren Fall sogar erwünscht). Die Kombination mit Alkohol oder anderen zentral dämpfenden Substanzen verstärkt die Wirkungen von GHB (Lund et al., 1965). Nach Mußhoff und Madea (2008) kann Übelkeit und Erbrechen auftreten, was durch die narkotisierende Wirkung von GHB zum Erstickungstod führen kann. Lebensbedrohliche Atemdepressionen und Herzrhythmusstörungen können auftreten. In der Literatur sind tödliche Vergiftungen durch die Einnahme von GHB bzw. dem GHB-Vorläufer GBL beschrieben worden (Bodson et al., 2008; Caldicott et al. 2004; Dietze et al., 2008; Fieguth et al., 2009). In den USA sind seit 1990 etwa 60 durch GHB verursachte Todesfälle beschrieben, in Europa etwa 8 Fälle seit 1995 (WHO-ECCD, 2006).

Die mittlere letale Dosis wurde bei der Ratte zu 1,7 g/kg KG (Vickers, 1969; Laborit, 1964) und beim Hund zu 3,3 g/kg KG (Lund et al., 1965) bestimmt; der Tod tritt infolge Atemdepression ein.

Nach Snead und Gibson (2005) treten beim Menschen nach Einnahme von 20 – 30 mg/kg Gedächtnisverlust, Müdigkeit und Schlaf auf; im Falle einer zweifachen Einnahme in dieser Höhe kann bereits ein Koma die Folge sein. Eine GHB-Überdosis manifestiert sich in Symptomen wie schnell eintretendes Koma, Myoklonien, Atemdepression, Hypoventilation und Bradykardie.
Das Erkennen einer GHB-Vergiftung ist nicht einfach (Meyer et al., 2005). Abgesehen von einer Beeinträchtigung des Bewusstseins sind bei den Betroffenen die Vitalfunktionen (Symptomatik und klinische Laborbefunde) oftmals unauffällig. In der klinischen Laborroutine wird GHB nicht erfasst. Bei Patienten mit Bewußtseinstrübungen, Krampfanfällen und plötzlicher Bewußtlosigkeit sollte an die Möglichkeit einer GHB-Intoxikation gedacht werden. Die letale Dosis beim Menschen ist nicht bekannt (Meyer et al., 2005).
Die Ausprägung einer GHB-Intoxikation basiert dabei auf der Wirkung auf das ZNS und die ausgelöste Atemdepression und nur zu einem geringen Teil auf der Wirkung auf das kardiovaskuläre und gastrointestinale System.
Auch in Deutschland sind inzwischen tödliche Vergiftungen durch GHB bzw. GBL in der Literatur beschrieben worden (Fieguth et al., 2009).
Dabei liegt oftmals eine Mischintoxikation mit zentral-nervös wirkenden Substanzen vor (Knudsen et al. 2010; Akins et al., 2009; Duer et al., 2001).

In der folgenden Tabelle sind die möglichen Symptome einer GHB-Intoxikation aufgeführt.

Tabelle 1: Symptome einer GHB-Intoxikation (Meyer et al., 2005, modifiziert)

(Wirkort)	Symptome
Nervensystem (ZNS)	Tonisch-klonische Krampfanfälle, Petit-malartige Anfälle, Konvulsionen, Ataxie, Zuckungen, Muskelsteifigkeit, Bewusstseinstrübung, Delir, rasch einsetzende Bewusstlosigkeit, oft verbunden mit tiefem Koma und persistierendem Würgereflex (Intubation nur nach Sedation und Muskelrelaxation möglich), abruptes Erwachen aus dem Koma
Augen	Sehstörungen, Miosis, auf Licht reagierend
Stimmung	Euphorie
Verhalten	Agitiertheit
Befinden	Übelkeit; Erbrechen, Benommenheit, Schwindel, Schläfrigkeit, Halluzinationen
Herz/Kreislauf	Bradykardie, Kammertachykardien, Vorhofflimmern, Erregungs-leitungsstörungen (z.B. AV-Blockierungen)
Atmung	Atemdepression, Cheyne-Stokes Atmung (periodische Atmung – variierende Atemtiefe), Atemstillstand

Nach Wood et al. (2008) ist der Anteil von willentlich missbräuchlich eingenommener GHB-Vorläufer offenbar wesentlich höher als angenommen. In einer retrospektiven Studie wurden BTM-assoziierte Fälle (Emergency Department, Jahre 2006) auf die Beteiligung von GHB, GBL bzw. BD untersucht. Die Fallanzahl betrug insgesamt 420, davon 158 mit Beteiligung von GHB und GBL. Dabei handelte es sich um ca. 95% GHB-Einnahmen und um ca. 5% GBL-Einnahmen. Von 53 der 158 untersuchten Personen wurde ein alleiniger Konsum von GHB bzw. GBL angegeben. Im Falle der Mischintoxikationen (oft verursacht durch eine beabsichtigte missbräuchliche Einnahme) wurden oft Ethanol und MDMA (jeweils ca. 30%) nachgewiesen. Wood et al. (2008) untersuchten 418 Materialproben (von Clubbesuchern), 225 Materialproben waren flüssig. Ca. 38% der Proben enthielten GHB und ca. 62% der Proben GBL, BD wurde in keiner Probe nachgewiesen. Der

Zeitraum dieser Untersuchung war nicht identisch mit dem o.a. Zeitraum, in der Überlappungsphase wurden aber die meisten Fälle registriert. Wood et al. (2008) weisen darauf hin, dass es keinen verfügbaren toxikologischen Test gibt, um zwischen dem Vorkommen von GHB, GBL oder BD nach angezeigter (missbräuchlicher) Einnahme dieser Substanzen unterscheiden zu können.

Ein möglicher Zusammenhang zwischen der GHB-Konzentration im Blut und Ausfallerscheinungen bei Autofahrern wurde von Al-Samarraie et al. (2010) untersucht (Polizeifälle aus dem Zeitraum 2000 – 2007). Bei 25 Kraftfahrern wurde (alleinig) GHB im Blut durch GC-MS nachgewiesen; mehr als ¾ der Fahrer zeigten eine unsichere Fahrweise und mehr als die Hälfte waren schläfrig in unterschiedlicher Ausprägung. Die GHB-Konzentration betrug im Mittel 1262 µmol/l (592 – 2191 µmol/l), Blutproben wurden ca. 70 min (Medianangabe) nach dem Anhalten durch die Polizei entnommen.

In dieser Gruppe wurden u.a. bei mehr als 80% normale-erweiterte Pupillen, bei mehr als 60% eine beeinträchtigte Koordination (Balance), bei mehr als 60% apathisches, aggressives oder ungewöhnliches Verhalten, bei mehr als 60% ein reduziertes Kurzzeitgedächtnis und bei mehr als 50% ein beeinträchtigtes Bewusstsein festgestellt. Bei der Kontrollgruppe wurde dagegen nur bei ca. 15 % der Untersuchten ein Einfluss auf das Bewusstsein oder eine Minderung der Leistungsfähigkeit beobachtet. Von Al-Samarraie et al. (2010) wurde postuliert, dass es unter dem Einfluss von GHB bei Autofahrern vermutlich zum Auftreten einer unsicheren Fahrweise kommt.

2.3. Metabolismus und Pharmakokinetik von GHB

GHB wird im menschlichen Körper durch Verstoffwechselung des Neurotransmitters Gamma-Aminobuttersäure gebildet (Bernasconi et al., 1999; Maitre, 1997; Roth und Giarman, 1970; Bessman und Fishbein, 1963). Es gibt Hinweise, dass auch GHB zu GABA verstoffwechselt wird (Malaspina et al., 2009; Maitre, 1997; Cash, 1994). Neben der Produktion von GHB aus GABA wurde als weitere Quelle von endogener GHB die Leber identifiziert. In diesem Organ wurden relativ hohe Mengen von GHB nachgewiesen (LeBeau et al., 2001; Barker et al., 1985; Nelson et al., 1981).

Die Pharmakokinetik von GHB bei Tieren ist offenbar nicht-linear (Arena und Fung, 1980; Lettieri und Fung 1978; Van der Pol et al., 1975).

In Ratten wurde der *in vitro*-Transport sowie die *in vivo*-Absorption von GHB und GBL untersucht (Arena und Fung, 1980). Bei GHB wurde ein kapazitätslimitierter Transport *in vitro* beobachtet, verbunden mit der Beobachtung, dass *in vivo* GHB langsamer mit steigender Menge absorbiert wird. Im Falle von GBL wurde dagegen ein wesentlich höherer intestinaler Flux gegenüber GHB im Darm bestimmt; GBL wurde kontinuierlich aufgenommen bei oraler Gabe (zitiert in Arena und Fung, 1980). Ein kapazitätslimitierter Transport ist bei GBL damit weniger bedeutsam als bei GHB.

Von Lettieri und Fung (1978) wurde die Pharmakokinetik von GHB in der Ratte untersucht. Die Autoren verabreichten oral das Salz der GHB (Na-GHB) in einem Dosisbereich von 200 – 1600 mg/kg. Die Elimination *in vivo* ist scheinbar ein kapazitätslimitierter Prozess, der mittels Michaelis-Menten-Kinetik beschrieben werden kann (Lettieri und Fung, 1978). Die Bioverfügbarkeit nahm zuerst zu bei einer Dosiserhöhung von 200 – 400 mg/kg KG, verbunden mit steigendem Sättigungsgrad des „First-Pass"-Metabolismus (wie nach oraler Gabe von Propoxyphen-Hydrochlorid von Perrier und Gibaldi, 1972, festgestellt). Nach einer weiteren Erhöhung der oralen Dosis nahm die Bioverfügbarkeit jedoch scheinbar ab (dieses Phänomen wurde ebenfalls bei der Absorption von Phenytoin festgestellt,

Jusko et al. ,1976). Als Folge wird weniger Substanz metabolisiert als zu erwarten wäre.

Das Absorptionsverhalten von GHB beim Menschen und bei der Ratte weist Ähnlichkeiten auf (Palatini et al., 1993). Ergebnisse von Palatini et al. (1993) lassen darauf schliessen, dass im Falle der GHB auch beim Menschen eine nicht-lineare Pharmakokinetik vorkommen kann. In dieser Studie wurden einmalig per os 12,5, 25 und 50 mg GHB/kg KG an acht männliche Probanden verabreicht. Wegen einer disproportionalen Zunahme der AUC mit steigendender Dosis wurde in Abhängigkeit von der Dosiserhöhung eine scheinbar abnehmende orale Clearance beobachtet, verbunden mit einer erhöhten mittleren Verweildauer und terminalen Halbwertszeit (Palatini et al., 1993). Für die o.g. Beobachtung werden mehrere Mechanismen zur Erklärung herangezogen, z. B. Kapazitätsbeschränkung des Metabolismus oder eine nicht-lineare Clearance.

Von Ferrara et al. (1992) wurden nach oraler Gabe von einmalig 25 mg GHB/kg KG an zehn männliche alkoholabhängige Probanden bei jeweils fünf Probanden eine lineare oder eine nicht-lineare Eliminationskinetik festgestellt. Offenbar wurde bei Probanden mit abweichender Leberfunktion jeweils ein nicht-linearer Abbau beschrieben (nach einmaliger oraler Gabe von 50 mg GHB/kg KG an diese Probanden wurden ebenfalls im Verhältnis zur Dosis disproportional erhöhte AUCs, MRTs sowie eine erhöhte terminale Halbwertszeit festgestellt). Nach einer wiederholten Gabe von 25 mg GHB/kg KG alle 12 h an zehn männliche alkoholabhängige Probanden über einen Zeitraum von 7 Tagen wurden vergleichbare Werte für pharmakokinetische Parameter im Hinblick auf die einmalige GHB-Gabe ermittelt. Ferrara et al. (1992) folgerten daraus, dass es nach mehrmaliger Gabe von GHB zu keiner Auto-Induktion oder Auto-Inhibition des Metabolismus kommt. Eine Akkumulation von GHB wurde in dieser Untersuchung nicht festgestellt.

GHB wird relativ schnell aufgenommen, wobei nach oraler Einnahme maximale Plasmakonzentrationen in etwa 30-50 min erreicht werden (Brenneisen et al., 2004; Scharf et al., 1998). Die Plasma-Eliminations-Halbwertszeiten betragen durchschnittlich 40 - 60 min nach einzelner oraler

Gabe von 12,5 - 50 mg/kg (Abanades et al., 2007; Brenneisen et al., 2004; Scharf et al., 1998; Thai et al., 2006).

Sowohl Resorption als auch Elimination sind dosisabhängig, so dass bei hohen Dosen verzögerte Resorption und verlangsamte Elimination eintreten können (Ferrara et al., 1992; Palatini et al., 1993). Die Metabolisierung erfolgt vorwiegend über die Bildung von Succinat, welches im TCA-Zyklus weiter zu CO_2 verstoffwechselt wird und teilweise über die Beta-Oxidation. GHB wird nahezu vollständig zu CO_2 metabolisiert (Vickers, 1969); weniger als 5 % der aufgenommenen GHB werden mit dem Urin ausgeschieden (Abanades et al., 2007; Ferrara et al., 1992; Palatini et al., 1993).

Der vorherrschende Eiliminationsmechanismus von GHB im menschlichen Körper ist im Normalfall die metabolische Umsetzung (Maitre, 1997). Beim Vorliegen einer Überdosis GHB kommt jedoch der renalen Clearance eine wichtige Bedeutung zu (Sporer et al., 2003; Zvosec et al., 2001).

Morris et al. (2005) untersuchten die konzentrationsabhängige renale und totale Clearance von GHB in Ratten. GHB wurde intravenös als Infusion in drei verschiedenen Dosen (108, 128, 208 mg/h/kg) verabreicht. GHB-Konzentrationen im Plasma und Urin wurden mittels LC-MS/MS bestimmt. Im Gegensatz zur metabolischen Ausscheidung erhöhte sich bei Ratten dosisabhängig die renale Clearance (Morris et al., 2005). Dabei spielt eine kapazitätslimitierte Reabsorption eine Rolle. Die Autoren zeigten, dass die nicht-lineare Clearance wahrscheinlich auf der absättigbaren Wiederaufnahme durch verschiedene Transporterfamilien (MCT und/oder SLC5A8) basiert.

Als Folge kann sich der über den Urin ausgeschiedene Anteil an GHB deutlich erhöhen (von 3 auf 30%). Für die Erklärung dieses Phänomens wird ein Modell einer aktiven renalen Rückresorption vorgeschlagen (Morris und Felmlee, 2008), bei hohen Konzentrationen ist die Rückresorptionskapazität gesättigt. Die pharmakokinetische Interaktion von GHB mit Luteolin, einem MCT1-Inhibitor, wurde von Wang et al. (2008) untersucht. Ratten wurde intravenös GHB (400, 1000 mg/kg) und Luteolin (0, 4, 10 mg/kg) verabreicht (Bolusinjektion). Plasma- und Urinkonzentration der Substanzen wurden mittels LC-MS/MS (GHB) und HPLC (Luteolin) bestimmt. Bei Gabe von Luteolin wurde jeweils eine erhöhte totale und renale Clearance von GHB festgestellt. Dieses wurde zurückgeführt auf die Hemmung der MCT1-vermittelten renalen Reabsorption. Der Effekt bei der niedrigen GHB-Dosis war geringer, da ca. 90% der Substanz metabolisiert worden sind (keine Absättigung mit folgender renaler Ausscheidung wie nach hoch dosierter GHB-Gabe). Wang et al. (2008) entwickelten dazu ein pharmakokinetisches Modell und postulierten eine mögliche Entgiftungsstrategie mittels Luteolin bei einer GHB-Überdosierung.

Felmlee et al. (2010b) präsentierten ein toxikokinetisches Modell zur renalen Reabsorption und zum kapazitätslimitiertem Metabolismus von GHB. In dieser Arbeit wurde Ratten intravenös GHB (200 - 1000 mg/kg) als Bolusinjektion verabreicht. Die GHB-Konzentration in Plasma und Urin wurde bis zu 6 h nach erfolgter Gabe mittels LC-MS/MS gemessen. Die Gabe von GHB (600 mg/kg i.v.) zusammen mit einem Inhibitor für MCTs führte zu einer Abnahme im Plasma und zu einer Zunahme der renalen Ausscheidung in Übereinstimmung mit dem TK-Modell. Die Hemmung der renalen Reabsorption von GHB erscheint damit als mögliche therapeutische Strategie zur Behandlung von GHB-Überdosierungen.

Borgen et al. (2004) zeigten in einer Studie an narkoleptischen Patienten, dass es nach wiederholter Gabe von 4,5 g GHB über 8 Wochen zu keiner Änderung der (nicht-linearen) Pharmakokinetik kam. Die scheinbare Halbwertszeit von GHB wurde in dieser Studie mit 40 min angegeben.

Jones et al. (2009) beschäftigten sich ebenfalls mit der Pharmakokinetik von zugeführter GHB anhand einer Fallstudie. Ein 23-jähriger Mann wurde bewusstlos aufgefunden, im Blut wurden 100 mg GHB/l und 0,14 g% Ethanol festgestellt (Entnahmezeitpunkt der Blutprobe: ca. 6 h nach GHB-Aufnahme). Der Nachweis von GHB erfolgte durch GC-FID und der von Ethanol durch Headspace-GC & FID. Die Autoren postulierten, dass im Falle von GHB eine Elimination nach einer Kinetik 0. Ordnung anstatt einer Elimination mittels einer Kinetik 1. Ordnung realistischere Ergebnisse für die Ausgangsdosis liefert: Bei Verwendung einer Eliminationsrate (k_0) von 18 mg/l/h ergab sich ein Wert von 208 mg GHB/l zum Einnahmezeitpunkt und bei Verwendung einer Halbwertszeit ($t_{½}$) von 40 min ergab sich ein Wert von ca. 900 mg GHB/l nach Jones et al. (2009). Ausgehend von dem ersten Wert wurden 5,8 g GHB als aufgenommene Menge errechnet (in Anlehnung an eine Methode für Ethanol aufgrund vergleichbarer Substanzeigenschaften).

Wie bereits erwähnt, kommt GHB in Nerven- und somatischen Zellen sowie in Körperflüssigkeiten, wie Blut und Cerebrospinalflüssigkeit, vor. Die Funktion von GHB außerhalb des Nervensystems ist nicht klar (Waszkielewicz und Bojarski, 2004). Der Hauptmechanismus der Wirkung besteht angeblich in der Bindung an einen spezifischen präsynaptischen GHB-Rezeptor, welcher an ein G-Protein gekoppelt ist (Snead, 2000).
Die Wirkungen von GHB im ZNS (das GHBerge System) sind Gegenstand entsprechender (toxikologischer) Forschung, da Gamma-Hydroxybuttersäure als ein populäres Betäubungsmittel zu Koma, Abhängigkeit und Entzugssyndromen (letztere können durch Benzodiazepine behandelt werden) führen kann (Kuiper et al., 2009; Constantinides und Vincent, 2009). Die Substanz passiert sehr schnell die Blut-Hirn- und die Plazenta-Schranke (Palatini et al., 1993; Okun et al., 2001).
Die Wirkungen von GHB im Gehirn wurden von Waszkielewicz und Bojarski (2004) untersucht. Die Autoren verwendeten verschiedene Derivate zum Studium dieser Wirkung, z. B. trans-Hydroxycrotonat (T-HCA). Für GHB werden zwei Wirkorte genannt: Der $GABA_B$-Rezeptor und eine spezifische Bindungsstelle für GHB (Carai et al., 2008).
Von Waszkielewicz und Bojarski (2004) wurde ein Mechanismus zur Wirkung von GHB vorgeschlagen und entsprechende GHB-Derivate (wie der GHB-Antagonist NCS-382) zum Studium dieser Wirkung beschrieben. Eine Stimulierung des GHB-$GABA_B$-Rezeptorkomplexes im vorderen Lappen des zerebralen Kortex führt wahrscheinlich zu sekundenlangen Bewusstseinstrübungen (Bernasconi et al., 1992), bedingt durch Hemmung der Ca^{++}-Aufnahme (stimuliert durch K^+-Ionen). Darüberhinaus führt der Agonismus an präsynaptischen $GABA_B$-Rezeptoren zu einer verminderten GABA-Freisetzung, was zu den oben erwähnten Bewusstseinstrübungen beiträgt (Hu et al., 2000; Snead, 1996). Eine weitere Folge dieses Agonismus ist die sedative Wirkung (Wu et al., 2003). Nach einer Gabe von GHB wurde

eine Zunahme des endogenen Acetylcholinspiegels sowie eine Zunahme der Serotoninsynthese festgestellt (Snead, 1977).

Rodgers et al. (2004) geben an, dass eine wiederholte Einnahme von GHB eine „Runterregulierung“ der inhibitorischen Rezeptoren $GABA_A$, $GABA_B$ und GHB zur Folge hat, was letztlich zur Toleranzentwicklung führt (Snead und Nichols, 1987; Hechler et al, 1997).

Entsprechende GHB-Rezeptoren im Gehirn wurden identifiziert, deren Bedeutung ist aber noch nicht genügend geklärt (Malaspina et al., 2009; Thai et al., 2007). Nach Zufuhr von GHB kommt es im Hirngewebe zu einem Anstieg von Dopamin, Opioidpeptiden und Acetylcholin (Cash, 1994; Kish et al., 2001; Maitre, 1997; Tunnicliff et al., 1997).

Koek et al. (2009) untersuchten die Wirkung von GHB und GBL auf den $GABA_B$-Rezeptor sowie u.a. den Effekt des Agonisten Baclofen und eines $GABA_B$-Rezeptor-Antagonisten (CGP35348). Die Wirkung von GHB und Baclofen waren gleichartig, aber nicht identisch, da CGP35348 stärker den Einfluss von Baclofen als von GHB antagonisierte. Obige Aussage wird gestützt durch Interaktionsstudien mit NMDA-Antagonisten (nach Koek et al., 2009).

Felmlee et al. (2010a) untersuchten die Konzentrations-Wirkungsbeziehungen von GHB u.a in Plasma, CSF und im Gehirn von Ratten. Intravenös wurden 200 – 1000 mg GHB/kg verabreicht, Proben über einen Zeitraum von 6 h gesammelt und Konzentrationen für GHB, GABA und Glutamat mittels LC/MS/MS bestimmt. Aufgrund der Ergebnisse postulierten die Autoren, dass eine sedative/hypnotische Wirkung durch GHB direkt vermittelt wird und dass im Falle von hohen Dosen aus GHB gebildetes GABA nicht zur Wirkung beiträgt.

Ein weiterer GHB-Effekt führt über die Abnahme in der Adenyl-Cyclase-Aktivität. Ein Rezeptorkomplex von GHB-GABA wurde beschrieben und es wurde gezeigt, dass GHB ein Agonist vieler GABA-Rezeptoren darstellt (Cash, 1994; Carai et al., 2008). Eine allosterische Wirkung auf Ca^{2+}-Kanäle wurde beschrieben.

Unter physiologischen Bedingungen wird GHB aus GABA gebildet, in dem letzteres durch eine Transaminase zu Succinat-Semialdehyd und anschließend dieses mittels einer Dehydrogenase zu GHB weiter metabolisiert wird. Diese Umwandlung ist der geschwindigkeitsbestimmende Schritt beim Abbau (Kaufinam und Nelson, 1991).

Ein Großteil des GABA wird jedoch in Succinat umgewandelt, welches über den TCA-Zyklus verstoffwechselt wird (Waszkielewicz und Bojarski, 2004). Von Struys et al. (2005) wurde erstmals in humanem Gewebe (Leberhomogenate und Fibroblasten) eine Transhydrogenase charakterisiert, welche die Umwandlung von GHB zu SSA katalysiert („hydroxyacid-oxoacid transhydrogenase", HOT). Für dieses Enzym wird eine Rolle in der GABA-Homöostase diskutiert, da in der Leber signifikante Konzentrationen an GABA und GABA-Transaminase-Aktivität nachgewiesen worden sind. Die HOT-Aktivität in der Leber fungiert möglicherweise als Mechanismus, um GHB im Organismus zu entgiften.

Struys et al. (2006) untersuchten den GHB-Metabolismus in Mäusen mit SSADH-Defizienz. Im neuronalen und nicht-neuralen Gewebe wurden erhöhte Werte an D-2-Hydroxyglutarsäure und 4,5-Dihydroxyhexansäure nachgewiesen. Der erstgenannte Metabolit wird herangezogen, um das mögliche Vorhandensein einer D-2-Hydroxyglutarsäure-Transhydrogenase in Säugetieren zu postulieren. *In vitro*-Versuche an isolierten Cortexmembranen aus Ratten ergaben, dass der GHB-Rezeptorantagonist NCS-382 von D-2-Hydroxyglutarsäure verdrängt werden kann; auf die Bindung von hochaffinen $GABA_B$-Rezeptorliganden wurde dagegen kein Einfluss festgestellt (Struys et al., 2006).

Die oben erwähnte Succinat-Semialdehyd Dehydrogenase Defizienz (SSADH-Defizienz; andere Bezeichnungen: McKusick 279180; ALDH5A1) ist eine autosomal-rezessive Erkrankung (erhöhte GABA- und GHB-Spiegel).

Von Pearl et al. (2009) wurde die $GABA_A$ - Rezeptoraktivität (Benzodiazepinrezeptor (BZPR) – Bindung) mittels [^{11}C]-Flumazenil und Positron-Emissions-Tomographie (FMZ-PET) bei Patienten mit SSADH-Defizienz, nicht beeinträchtigten Eltern (obligate Heterozygote) und einer gesunden Kontrollgruppe untersucht. Bei Patienten mit SSADH-Defizienz wurde eine Verringerung der BZPR-Bindung an ^{11}C-FMZ-PET festgestellt. Aufgrund der Ergebnisse wurde postuliert, dass im Falle einer SSADH-

Defizienz hohe endogene GABA-Spiegel im Gehirn die Verfügbarkeit von $GABA_A$-BZPR-Bindungsstellen herrunterregulieren.
Als weitere Wirkung von GHB auf die GABA-Ketoglutarsäure-Transaminase ist eine Abnahme des Glucose-Katabolismus zu nennen und eine erhöhte Toleranz gegenüber Hypoxie (Vergoni, 2000). Diese Wirkung von GHB kann unter bestimmten Bedingungen als ein Vorteil gewertet werden, z. B. im Falle einer Reanimation (Li et al., 1998b).

Auf die mögliche Erhöhung des Spiegels von Wachstumshormonen durch GHB und deren missbräuchliche Nutzung durch Bodybuilder als Alternative zu Steroiden sei hingewiesen (Takahara et al., 1977; Snead, 1977).

Pharmakokinetische Studien zeigten, dass GHB nach oraler Aufnahme schnell resorbiert, metabolisiert und ausgeschieden wird; die Eliminationshalbwertszeit beträgt ca. 30 min. Nach Einnahme hoher Dosen (> 50 mg/kg Körpergewicht) wurde ein verzögerte Resorption als auch eine langsamere Elimination beobachtet (Ferrara et al., 1992). Eine Auswahl pharmakokinetischer Parameter oral eingenommener GHB ist in der folgenden Tabelle zusammengefasst (Palatini et al., 1993).

Tabelle 2: Pharmakokinetische Parameter, bestimmt nach einmaliger oraler Gabe von GHB an acht Probanden (Auswahl aus Palatini et al., 1993).

Parameter (Details s. Palatini et al., 1993)	**GHB-Dosis (mg/kg) [Mittelwert (Spanne)] 12,5**	**25**	**50**
AUC (µg/ml x min)	905 (443)	1271 (560)	1565 (548)
CL_o (ml/min x kg) [Dosis/AUC]	14 (6)	9 (4)	7 (3)
MRT (min) [AUMC/AUC]	45 (10)	53 (9)	70 (12)
$t_{½z}$ (min)	20 (2)	22 (3)	23 (3)
C_{max} (µg/ml)	23 (9)	23 (11)	20 (7)
t_{max} (min)	25 (20-30)#	30 (20-45)#	45 (30-60)#

#Median

Die terminale Halbwertszeit von GHB liegt dabei – unabhängig von der verabreichten Dosis – bei etwa 20 Minuten. In der Abbildung 4 ist eine typische Verlaufskinetik von GHB im Blutplasma dargestellt (Palatini et al., 1993).

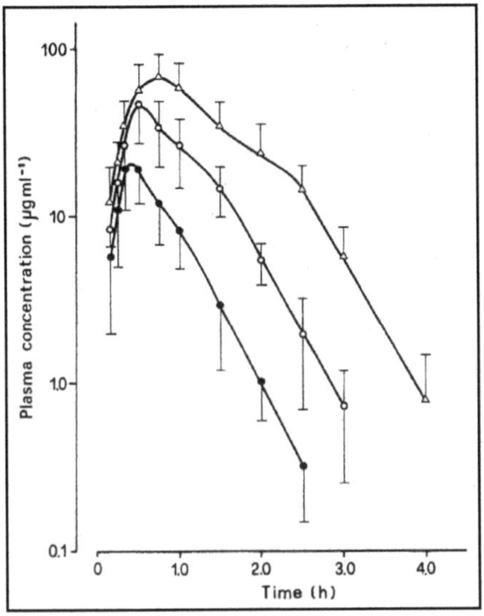

Abbildung 4: Halblogarithmische Auftragung der mittleren GHB-Konzentration nach oraler Gabe von 12,5 (●), 25 (O), 50 (Δ) mg/kg, biphasischer Verlauf (Palatini et al., 1993).

Einem schnellen Anstieg folgt eine zeitlich abhängige konvexe Konzentrationsabnahme (von den Autoren wird dieses als typisch für Betäubungsmittel angesehen, die eine ausgeprägte Verteilungsphase und nicht-lineare Abbaukinetik aufweisen). Aufgrund des übermäßigen Anstieges der AUC nach Dosiserhöhung in Verbindung mit der beobachteten Verlängerung von t_{max} bei gleichzeitiger Abnahme von C_{max} folgerten Palatini et al. (1993), dass die GHB-Aufnahme im therapeutischen Bereich bezüglich der Resorption kapazitätslimitiert ist und dass keine signifikante Proteinbindung vorliegt (die freie Fraktion von GHB im Plasma beträgt 1).

Nach oraler Aufnahme von GHB wird eine GHB-Konzentration im Serum in Höhe von etwa 30 % der jeweiligen intravenösen Dosis nachgewiesen, was auf einen „First-Pass-Effekt“ hinweist (Meyer et al., 2005). Nach Literaturangaben unterliegt exogen zugeführte GHB einem extensiven „First-Pass“-Metabolismus; weniger als 5 % (ca. 1%) werden unverändert mit dem Urin ausgeschieden (Abanades et al., 2007; Hornfeldt et al., 2002). Eine nennenswerte Plasmaproteinbindung ist nicht gegeben, so dass in wässriger Lösung ein rascher Wirkungseintritt die Folge ist (Borgen et al., 2004).

Als Vorläufermoleküle von GHB können Gammabutyrolacton (GBL) und Butandiol (BD) angesehen werden. Für GHB sind keine spezifischen Oxidationsprodukte bekannt. Haupt-Stoffwechselwege von GHB sind in folgender Abbildung dargestellt.

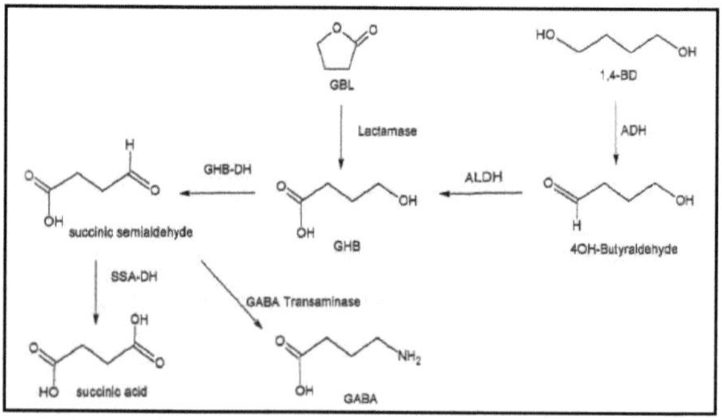

Abbildung 5: Metabolismus von GHB und verwandten Verbindungen (Bodson et al, 2008).

GBL wird durch Ringaufspaltung mittels Lactamase in GHB überführt. BD wird mittels der Alkohol-Dehydrogenase (ADH) und der Aldehyd-Dehydrogenase (AlDH) über 4-Hydroxybutyraldehyd zu GHB umgewandelt.

BD ist eine endogen vorkommende Verbindung, die in freier (wässrige Phase) und kombinierter (lipide Phase) Form vorliegt. BD kommt in humanem Cortex und Cerebrellum und im Gehirn und Leber von Nagern vor (Barker et al.,

1985). Die Autoren vertreten die Ansicht, dass BD als eine alternative Quelle für GHB in peripheren und neuralen Gewebe angesehen werden kann. Dafür spricht zumindest im Fall der peripheren Gewebe, dass bei der Ratte in der Leber die BD-Konzentration signifikant höher ist als im Gehirn (Gehirn gesamt: 65 ng/g Feuchtgewicht, Leber gesamt: 198 ng/g Feuchtgewicht) und die Aktivität der GHB-Dehydrogenase hoch ist (Nelson et al., 1981).

Von Thai et al. (2007) wurde erstmalig die klinische Pharmakologie von BD nach kontrollierter Gabe (einmalig oral 25 mg/kg) untersucht. Die Autoren zeigten, dass das lipophilere BD größtenteils zu GHB umgewandelt wird; damit kommt eine BD-Einnahme einer GHB-Einnahme gleich. Die Umsetzung ist jedoch variabel und hängt vermutlich mit dem ADH-IB-Genotyp zusammen. Nach Einnahme von BD wurden klinische Effekte nur in geringem Maße beobachtet wie z. B. zeitweise erhöhter Blutdruck (Thai et al., 2007).
Die Gabe eines ADH-Inhibitors, wie Ethanol und 4-Methylpyrazol, verhindert eine mögliche sedative Wirkung nach BD-Einnahme.
Disulfiram als ein Inhibitor der AlDH hebt die sedierende Wirkung teilweise wieder auf.

Für GBL und BD ist wie für GHB eine missbräuchliche Einnahme beschrieben worden (Duer et al., 2001; Lenz et al., 2008; Woijtowicz et al., 2008).

Das Vorkommen von GHB im ZNS aus exogener und endogener Quelle ist in der folgenden Abbildung 6 dargestellt (Snead und Gibson, 2005).

GHB und GABA werden mittels Depolarisation vom GABAergen Neuron freigesetzt. GABA (endogen aus Glutamat gebildet oder aus GHB) wirkt auf $GABA_A$- und $GABA_B$-Rezeptoren. Erstere sind ionotrope Rezeptoren und vermitteln nach GABA-Aktivierung eine schnelle postsynaptische Inhibition durch Cl^--Efflux. $GABA_B$-Rezeptoren sind metabotrope Rezeptoren, als G-Protein gekoppelte Rezeptoren vermindern diese über G_i die Offenwahrscheinlichkeit von Ca^{2+}-Kanälen und erhöhen die Offenwahrscheinlichkeit von K^+-Kanälen.

Nach Aktivierung (durch GABA und relativ hohe Konzentrationen von GHB) induzieren $GABA_B$-Rezeptoren eine langsame postsynaptische Inhibierung durch Hemmung der Aktivierung des K^+-Ausstromes. Präsynaptische $GABA_B$-Auto-Rezeptoren reduzieren (nach Aktivierung durch GABA, GHB, oder beide zusammen) die Freisetzung von GABA, indem der Ca^{++}-Einstrom verringert wird (ein Ca^{++}-Einstrom in die Zelle bedeutet Erregung).

Endogene wie exogene GHB wirken auf den GHB-Rezeptor und den $GABA_B$-Rezeptor. GHB vermittelt nach Bindung an den für GHB hochaffinen GHB-Rezeptor eine Abnahme der GABA-Freisetzung; nach Bindung an den niedrigaffinen $GABA_B$-Rezeptor kommt es zu einer Zunahme der Aktivierung von Zelloberflächen-Rezeptoren wegen Hemmung der konstitutiven und agonist-induzierten Endozytose. Im Ergebnis führt die Wirkung von GHB vermittelt über $GABA_B$-Rezeptoren zu einem größeren Effekt auf die präsynaptische Hemmung als auf die postsynaptische Hemmung.

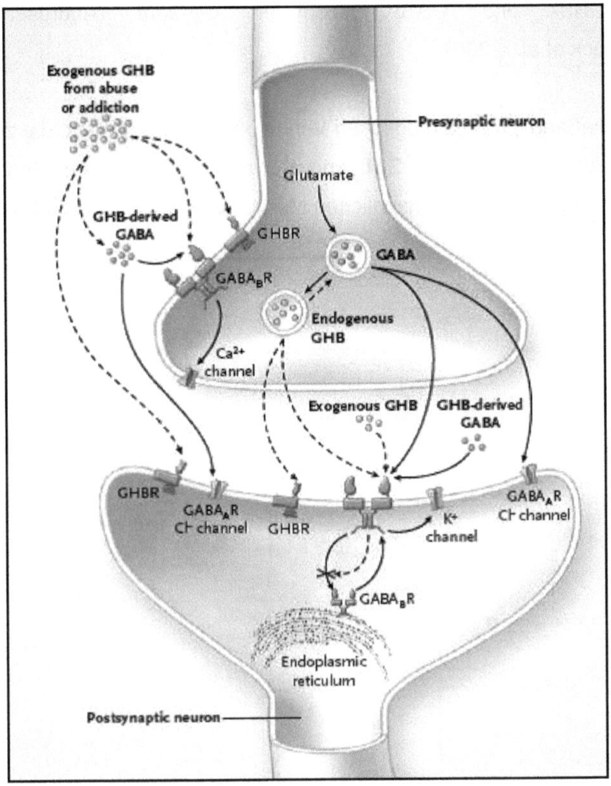

Abbildung 6: Vorkommen (Synthese u. Freisetzung) von GHB und GABA an den Synapsen (Snead und Gibson, 2005).

In Abbildung 6 sind die präsynaptischen und postsynaptischen Effekte von endogener GHB (gestrichelte Pfeile) und GABA (durchgezogene Pfeile) sowie die Verteilung von exogen zugeführter GHB dargestellt.

GABA wird aus Glutamat in inhibitorischen Neuronen gebildet, daraus wird dann auch endogenes GHB synthetisiert. Neben den Wirkungen an dem GABA$_B$-Rezeptor wird das Vorhandensein eines G-Protein-gekoppelten GHB-Rezeptors laut Andresen et al. (2008) diskutiert und die agonistische Wirkung an GHB- und $GABA_B$-Rezeptoren genannt (Andresen et al., 2008; Drasbeck et al., 2006).

Abschließend sind die möglichen Verknüpfungen dargestellt, die zwischen den GHB-Vorläufermolekülen GBL und BD mit GHB bestehen und die relative Stellung von GHB im menschlichen Metabolismus (Snead und Gibson, 2005).

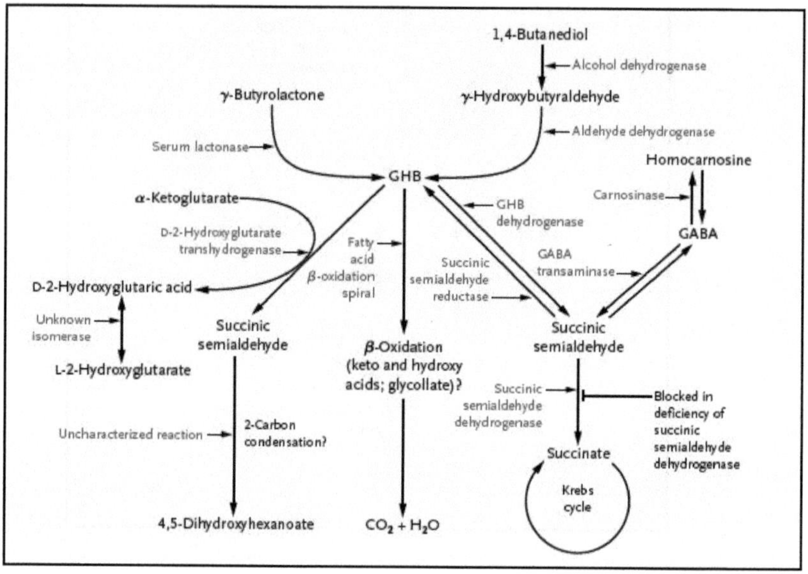

Abbildung 7: Metabolische Verknüpfungen von GHB mit GBL (γ-Butyrolacton) und BD (1,4-Butandiol) sowie verbundene Stoffwechselprozesse (Snead und Gibson, 2005).

Der Hauptsyntheseweg für GHB ist die Umwandlung von GABA zu Succinatsemialdehyd durch mitochondriale GABA-Transaminase, gefolgt von der weiteren Reduktion zu GHB mittels zytosolischer Reduktase. Die mitochondriale Succinatsemialdehyd-Dehydrogenase, welche Succinatsemialdehyd zu Succinat umwandelt, koppelt damit den Metabolismus mit der mitochondrialen Energieproduktion. Ein Fehlen dieses Enzyms (SSA-

DH-Defekt) führt zu einer Erhöhung des GHB-Spiegels. In einem Nebenweg wird GHB durch partielle Oxidation von BD gebildet.
Exogen zugeführtes, systemisch verfügbares GBL wird über eine Serumlactonase zu GHB metabolisiert; im Gehirn kommt dieses Enzym nicht vor. Der Hauptabbauweg von GHB ist die Oxidation zu Succinatsemialdehyd mittels einer $NADP^+$-abhängigen Reduktase. Gebildetes Succinatsemialdehyd kann weiter zu GABA oder Succinat metabolisiert werden.
Durch eine mitochondriale, nicht $NADP^+$-abhängige Transhydrogenase kann GHB ebenfalls zu Succinatsemialdehyd umgewandelt werden, wobei aus Alpha-Ketoglutarat D-2-hydroxyglutarsäure gebildet wird. Letzteres Produkt kann offenbar zu L-2-Hydroxyglutarat isomerisiert werden. Als ein weiteres Produkt der Umsetzung von Succinatsemialdehyd kann 4,5-Dihydroxyhexansäure nachgewiesen werden. Der mögliche Anteil der Beta-Oxidation zum GHB-Metabolismus wird in der Literatur kontrovers diskutiert.

2.4. Nachweisverfahren für GHB in Blut und Urin

Eine Intoxikation mit GHB lässt sich nur durch eine chemisch-toxikologische Analyse beweisen. Der GHB-Nachweis im Serum sollte so schnell wie möglich, d.h. in der symptomatischen Phase einer GHB-Vergiftung erfolgen. Nach Meyer et al. (2005) ist eine GHB-Konzentrationsbestimmung im Urin wegen der schnellen Elimination von GHB nur bis zur ersten Urinausscheidung nach Abklingen der Symptome sinnvoll.

Mehrere Methoden wurden entwickelt, um GHB in biologischen Matrices nachzuweisen. Oft wird dabei eine Flüssig-Flüssig-Extraktion oder eine Festphasen-Probenpräparation vorgenommen, gefolgt von einer Bestimmung mittels GC-MS (Couper und Logan, 2000; Eilan, 2002; Elliott, 2003; Kalasinsky et al., 2001; LeBeau et al., 2001; LeBeau et al., 2002; McCusker et al., 1999). Bei dem gängigen Nachweis von GHB-Nachweis mittels der Gas-Chromatographie, gekoppelt mit Massenspektrometrie (GC-MS) können generell zwei Verfahren unterschieden werden: Die Umwandlung (Zyklisierung) zu GBL in saurem Medium (Frison et al, 2002; LeBeau et al., 2002) oder der direkte Nachweis nach einer Flüssig-Flüssig-Extraktion (Duer et al., 2001; Eilan, 2000).

GHB als sirupartige Substanz, die bei ca. 180°C unter Zersetzung siedet, wird vor einer gaschromatographischen Analyse in andere Verbindungen überführt (Zyklisierung zu GBL, Derivatisierung zu einem Bis-trimethylsilylester; Steinecke, 2008a). Eine Extraktion wurde von Shima et al. (2005) umgangen, indem eine Eiweißfällung von Urin im neutralen pH-Milieu mittels Methanol durchgeführt worden ist. Nach Zentrifugation wurde der Überstand gewonnen, bei 60°C eingeengt und die verbleibende Substanz zu GHB-di-TMS umgesetzt (Substanz wird silyliert, Inaktivierung freier OH-Gruppen). Zum Nachweis von GHB wurde auch eine Aussalz-Methodik mit folgender GC-MS-Analyse (Kankaanpää et al., 2007) sowie ein colourimetrisches bzw. mizellares elektrokinetisches Chromatographieverfahren vorgeschlagen (Alston, 2002; Dahlen, 2002). Von Shima et al. (2004) wurde eine Methode entwickelt, um spezifisch und mit einer hohen Nachweiskraft GHB und dessen Isomere

Alpha-Hydroxybuttersäure (AHB) und Beta-Hydroxybuttersäure (BHB) im Urin nachzuweisen. In einer weiteren Publikation wurde von Shima et al. (2005) ein Verfahren präsentiert, um niedrige physiologische GHB-Konzentrationen zu bestimmen.
Für BHB in Blut und Urin wurde ebenfalls eine GC-MS-Nachweismethode von Hassan et al. (2009) vorgestellt und die Stabilität von BHB über 15 Tage hinweg untersucht. Die Substanz blieb stabil in Blut (300 mg BHB/l) bei einer Lagerung von ca. 4°C innerhalb dieser Zeit. Hassan et al. (2009) diskutierten auch die mögliche Rolle von BHB als Biomarker für alkoholische Ketoazidose (AKA).

GHB-Isomere sowie GHB-Vorläufer, die in der Analytik von GHB eine Bedeutung besitzen, sind in der folgenden Abbildung dargestellt.

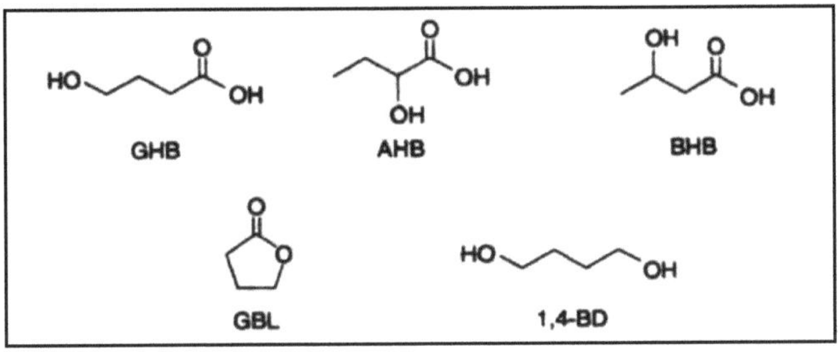

Abbildung 8: Struktur von GHB-Isomeren und GHB verwandten Verbindungen (Shima et al., 2004)
GHB: Gamma-Hydroxybuttersäure, AHB: Alpha-Hydroxybuttersäure
BHB: Beta-Hydroxybuttersäure, GBL: Gammabutyrolacton,
1,4-BD: Butandiol

Fortschrittliche und nachweisstarke chromatographische Methoden sind notwendig, da nur ca. 1 % der im Körper vorkommenden GHB renal in unveränderter Form ausgeschieden wird (Hornfeldt et al., 2002). Eine dieser Methoden ermöglicht es, 0,1 mg GHB/l im Blutplasma und 0,2 mg GHB/l im Urin nachzuweisen unter Verwendung von Gaschromatographie/Massenspektrometrie (GC-MS). Dabei wird durch Ansäuerung GHB in Gamma-

Butyrolacton (GBL) umgewandelt (Ferrara et a., 1993). Eine weitere Methode, welche ohne diesen Schritt auskommt, kann für Proben verwendet werden, die GHB in einem Konzentrationsbereich von 0,5 - 2,0 mg/l enthalten (Couper und Logan, 2000; Louagie et al., 1997). Im Falle von Personen, die GBL eingenommen haben, welches teilweise bereits zu GHB metabolisiert wurde, ist die Hochdruck-Flüssigchromatographie (HPLC) erfolgreich zum Nachweis eingesetzt worden (Hornfeldt et al., 2002). Von Kimura et al. (2003) wurde eine verfeinerte Nachweismethode mit einer größeren Nachweisstärke entwickelt. Ein valider Schnell-Nachweis auf GC-MS-Basis wurde entwickelt, mit dem innerhalb einer Stunde das Ergebnis erhalten werden kann (Villain et al., 2003; Waszkielewicz und Bojarski, 2004). Für den Nachweis von GHB in verschiedenen Getränken wurden ebenfalls Schnell-Tests entwickelt (Schläpfer und Bovens, 2007).

Von Kankaanpää et al. (2007) wurde ein Aussalz-Verfahren entwickelt, um GHB und GHB-Vorläufer in Blut und Urin zu bestimmen. Dabei wurden die Proben vorbereitet, ausgesalzt und mittels GC-MS analysiert. Das Messfenster betrug 3 – 75 mg/l. Die Autoren führten auch Selektivitätsstudien durch, um den Einfluss exogener Substanzen (wie z.B. Cocain) zu bestimmen. Bei dieser Methode wurde per se GHB und GBL nachgewiesen, ohne Konversion ineinander wie bei Duer et al. (2001).

In diesem Verfahren wurde Gamma-Hydroxybuttersäure (GHB) als di-TMS-Derivat mittels GC-MC bestimmt sowie Gamma-Butyrolacton (GBL) nach entsprechender alkalischer Konversion zu GHB und 1,4-Butandiol (BD) als di-(dinitrobenzoyl)-Derivat mittels HPLC-UV identifiziert (Duer et al. (2001). Von Merckel et al. (2003) wurde eine Headspace-Festphasenmikroextraktion in Kombination mit Gaschromatographie-Massenspektrometrie (HS-SPME/GC-MS) zur semiquantitativen Bestimmung von GHB in klinischen Proben und Fallbeispielen verwendet. Dabei stand wegen der kurzen Halbwertszeit (und der kurzen Erholungsphase der Patienten) ein quantitativer Nachweis im Vordergrund. Gong et al. (2008) stellten ein Verfahren zum Nachweis von GHB in Serum und Urin vor, das auf Kapillarelektrophorese beruht. Als Nachweisgrenze für GHB im Urin wurden etwa 2 µg/ml angegeben. Eine

GHB--Bestimmung in den verdünnten Proben erfolgte ohne eine weitere Derivatisierung vor der Messung.

Von Wood et al. (2004) wurde eine Methode basierend auf LC-Tandem-MS entwickelt (LC-MS/MS), um GHB und seine Vorläufer (GBL, BD) in einem Schritt zu analysieren. Diese sehr schnelle Methode (Dauer: ca. 12 min pro Probe inklusive Vorbereitung) wurde laut den Autoren validiert.

Eine weitere, nachweisstarke Methode zum Nachweis von GHB in Serum und Blut wurde von Lenz et al. (2009) entwickelt. Bei diesem Verfahren wird GHB mittels dynamischer Headspace-Festphasenextraktion, kombiniert mit Gaschromatographie-Massenspektrometrie nachgewiesen. Innerhalb von einem Bereich von 2 – 200 µg/ml wurde bei diesem schnellen Verfahren mit lösungsmittelfreier Extraktion eine gute Linearität erzielt. Als Nachweisgrenze wurden für Serum und Urin ca. 0,2 µg/ml angegeben.

Von Ingels et al. (2010) wurde eine GC-MS Technik vorgestellt, um GHB in getrockneten Blutstropfen mit geringem Volumen nachzuweisen („on spot" derivatization mit folgender GC-MS).

Nach Wittmann (2007) können Signale, die die Kapazität eines Detektors überschreiten, zu einer Unterschätzung des relativen Anteils der hauptsächlich vorkommenden Fraktion (von Isotopomeren) führen. Paul et al. (2006) weisen aufgrund des Nachweises von GHB in Blut und Urin im µg/ml-Bereich auf eine eventuelle Gefahr einer Sättigung des Ionenstromes hin.

Als Alternative zu den o.a. Nachweismethoden für GHB-Konzentrationen (und den damit benötigten Entscheidungsgrenzwerten) wurde von Saudan et al. (2005) vorgeschlagen, das Kohlenstoff-Isotopenverhältnis von synthetisch hergestelltem GHB und natürlich vorkommendem, endogenem GHB heranzuziehen, um exogenes GHB nachzuweisen (GC-Verbrennungs-Isotopenverhältnis-Massenspektrometrie; relativ hohes Probevolumen nötig: 2,5 ml Blut – GHB-Konzentration 2 mg/l).

In der folgenden Tabelle ist eine Auswahl verschiedener Nachweismethoden, basierend auf GC-MS, aufgelistet.

Tabelle 3: Nachweismethoden von GHB in verschiedenen biologischen Probenlösungen (Teil 1)

Autor	Methode	Probe	Linearer Bereich
Ingels et al., 2010	GC-MS, ElectronImpact	But, getrocknet	2 – 100 µg/ml
Lenz et al., 2009	GC-MS, Headspace-Festphasenextraktion	Urin, Serum	2 – 200 µg/ml
Bodson et al., 2008	GC-MS GHB di-TMS	Urin, Serum, Mageninhalt	2,5 – 80 mg/l
Kankaanpää et al., 2007	GC-MS di-TMS-GHB	Blut, Urin	3 - 75 mg/l
Paul et al., 2006	GC-MS-MS	Blut, Urin	2,5 – 100 µg/ml
Haller et al., 2006	GC-MS	Urin, Plasma	k.A.
Elliott, 2004	GC-MS als GHB-diTMS [GC-FID]	Blut (Plasma) Urin	Im Bereich 6,25 - 100 mg/
Shima et al., 2005	GC-MS	Blut	0,003 – 3,0 µg/ml
Shima et al., 2004	GC-MS	Urin	GHB: 0,01 - 30 µg/l AHB: 0,01 - 30 µg/l BHB: 1 - 300 µ/l
Wood et al., 2004	LC-MS/MS	Urin	1 - 80 mg/l (GHB)
Crookes et al., 2004	GC-MS [SIM] GHB-di-TMS	Urin	0,1 - 5 mg/l
Villain, 2003	GC-MS	Blut, Urin	1 - 200 mg/l
LeBeau et al., 2002	GC-MS [EI]	Urin	0,20 – 10 mg/l
Duer et al., 2001	GC-MS	Blut, Urin, weitere Proben	10 – 600 mg/l 10 – 700 mg/l
Couper and Logan, 2000	GC-MS GHB di-TMS	Blut, Urin	1 – 100 mg/l 1 – 200 mg/l
McCusker et al., 1999	GC-MS GHB di-TMS	Urin	5 – 500 mg/l
Palatini et al, 1993	GC-MS	Blut (Plasma)	2 – 200 mg/ml

k.A.: keine Angabe; GHB-di-TMS: GHB-Derivat (ein Bis-Trimethyl-silylester);
EI: Ionisierung durch Elektronen, FID: Flammenionisationsdetektion

Tabelle 3: Nachweismethoden von GHB in verschiedenen biologischen Probenlösungen (Teil 2)

Autor	Präzision	Bestimmungs-grenze	Nachweisgrenze	Bemerkungen
Ingels et al., 2010			1 µg/mL	„on spot"-method
Lenz et al., 2009	< 6 %		Urin: 0,16 µg/ml Serum: 0,17 µg/ml	Lösungsmittelfreie Extraktion
Bodson et al., 2008	< 9 % coeff. of variation	lowest cal. point 2,5 mg/l	1 mg/l	Disilyl-Derivatisierung
Kankaanpää et al., 2007	< 15 %	3 mg/l	Blut: 0,1 mg/l Urin 0,2 mg/l	Salz-Ausfällung der Probe
Paul et al., 2006	< 9 % coeff. of variation	Blut/Urin: 2,5 µg/ml	Blut/Urin: 10 ng/ml	Derivatisierung zu GHB-di-TMS
Haller et al., 2006		5 mg/l	Plasma: 0,5 mg/l Urin:0,25 mg/l	Engogene GHB nachgew.
Elliott, 2004	10%	k.A.	GC-MS 1 mg/l 2,5 mg/l –FID	GHB-d6 interner Std.
Shima et al., 2005	ca. 6 %	k.A.	0,03 µg/ml (FS) 0,003 µg/ml (SIM)	Eiweißfällung, Überstand eingeengt und Derivatisierung zu GHB-di-TMS
Shima et al., 2004	ca. 7% ca. 7% ca. 6,5 %	k.A.	30 µg/l (FS) 10 µg/l (SIM)	Diabetiker, GHB-Isomere, Eiweißfällung
Wood et al., 2004		1 mg/l		GHB+Vorläufer gleichzeitig best.
Crookes et al., 2004	< 5 %	0,2 mg/l	0,1 mg/l	GHB-d_6 interner Standard,
Villain, 2003	4-11 %	1 mg/l	Blut: 0,1 mg/l Urin: 0,2 mg/l	EDTA-Blut verwenden
LeBeau et al., 2002	≤ 7,9 % coeff. of var.	LLOQ 0,19 mg/l	0,06 mg/l	Nachweis endogene GHB
Duer et al., 2001	p. 580	6,5 mg/l 4,9 mg/l	2,0 mg/l 1,5 mg/l	GHB-d6/GVA interner Std.
Couper and Logan, 2000	≤ 20 % coeff. of var.	lowest cal. control run	0,5 mg/l	Stand. DEG, keine GHB-Konv. zu GBL nötig
McCusker et al., 1999	< 10 % coeff. of var.	k.A.	k.A.	GVA interner Standard
Palatini et al, 1993	< 5 % coeff. of var			

k.A.: keine Angabe; Bestimmungsgrenze - „Limit of Quantification";

Nachweisgrenze - „Limit of Detection"; GVA: Gamma-Valerolacton

3. Vergiftungsfälle mit Beteiligung von GHB

Im Folgenden werden zwei anonymisierte Kasuistiken vorgestellt (Briese und Thoben, 2006).

3.1 Kasuistik 1 (Straßenverkehr)

Eine 33jährige weibliche Person, die an einem Verkehrsunfall beteiligt gewesen sein soll, soll kurze Zeit vor dem Unfall auffällig gefahren sein.
Zum Vorfallzeitpunkt zeigte die Person Ausfallerscheinungen.
Laut Ermittlungsorganen soll die Person schon in Zusammenhang mit GHB bekannt geworden sein.
Während der daraufhin veranlassten Blutprobenentnahme wurden ein redseliges Verhalten und eine euphorische Stimmung festgestellt, eine Einnahme von Drogen oder Medikamenten wurde von Seiten der Person verneint.
Eine quantitative Auswertung der Blutprobe ergab eine Konzentration von 133 µg GHB/ml.

Tabelle 4: Kasuistik 1 - Bestimmte Wirkstoffkonzentration in der biologischen Probe

Menge	Substanz	Biologische Probe
133 µg	GHB	/ml Serum

3.2 Kasuistik 2 (Todesfall)

Eine 30jährige weibliche Person wurde leblos in Ihrer Wohnung aufgefunden. Zeichen einer äußeren Gewalteinwirkung wurden nicht festgestellt.
Im Umfeld der tot aufgefundenen Person wurde eine Wasserflasche mit einer klaren, zähflüssigen Flüssigkeit aufgefunden.
Laut Angaben der Ermittlungsorgane soll die aufgefundene Person aus dieser Wasserflasche getrunken haben.
Eine Blutalkoholbestimmung (Ergebnis: 0,00 g‰ im Blut, 0,03 g‰ im Urin) sowie weitere toxikologische Analysen wurden veranlasst.
Eine weiterführende Analyse der Flüssigkeit in der Wasserflasche zeigte, dass diese GHB in einer Konzentration von etwa 43 % enthielt.

Folgende Wirkstoffkonzentrationen wurden quantitativ postmortal im Blut bestimmt:

Tabelle 5: Kasuistik 2 - Postmortal bestimmte Wirkstoffkonzentrationen in biologischen Proben

Menge	Substanz	Biologische Probe
0,036 µg	Diazepam	/ml Serum
0,930 µg	Temazepam	/ml Serum
1,105 µg	Bromazepam	/ml Serum
2,605 µg	Methadon	/ml Serum
0,180 µg	EDDP	/ml Serum
0,440 µg	Cocain	/ml Serum
1,040 µg	Methylecgonin	/ml Serum
2,340 µg	Benzoylecgonin	/ml Serum
139 µg	GHB	/ml Blut
217 µg	GHB	/ml Urin

4. Diskussion

In dem folgenden Abschnitt werden anhand der vorgestellten Kasuistiken die Problematik der GHB-Konzentrationsbestimmung bzw. der entsprechenden Interpretation der Konzentration behandelt.

Die Interpretation von postmortalen GHB-Konzentrationen ist schwierig, vor allem wenn zwischen der Einnahme und dem Todeseintritt noch eine (längere) Überlebensspanne liegt, da GHB sehr schnell aus dem Blut eliminiert wird.

Die GHB-Konzentration im Blut kann schnell in den Bereich einer postmortalen GHB-Produktion gelangen (Marinetti et al., 2005).

In der Regel wird der Nachweis von GHB in Blut oder Urin durch Gaschromatographie, gekoppelt mit Massenspektrometrie, geführt (s. Abschnitt 2.4).

Bezogen auf den schnellen Nachweis von GHB im Urin und einer möglichen Überdosierung, steht (soweit bekannt) noch kein kommerziell erhältlicher Test zur Verfügung (Liechti und Kupferschmidt, 2004), so auch kein immunologischer Schnelltest (Andresen et al., 2008).

Erschwerend kommt dazu, dass negative toxikologische Screening-Ergebnisse im Falle möglicher Sexualdelikte nicht für weitere Nachforschungen sprechen (Haller et al., 2006). Ein Problem ist, dass die Anzeige von Sexualdelikten häufig mit Verzögerung erfolgt und dann zum Teil mit keiner Methode der Nachweis von GHB gelingt. Die zeitliche Spanne zwischen der Tat und der medizinischen Versorgung spielt damit eine große Rolle. Nach ElSohly et al. (1999) wurden im Falle von etwa 1180 Proben nur in 4 % aller Proben GHB festgestellt. Ca. 30 % aller Proben sind erst 24 h nach dem Vorfall genommen worden.

Aufgrund des schnellen Abbaus von GHB im Organismus kann damit die mögliche Bedeutung von GHB in solchen Fällen unterschätzt werden.

4.1 Einflussfaktoren auf GHB-Konzentrationen

Die GHB-Konzentration in menschlichen Körperflüssigkeiten wie Blut und Urin ist von vielen Faktoren abhängig.
Die Herkunft der biologischen Probe spielt eine ausschlaggebende Rolle. In Urin z. B. können endogene Isomere der GHB auftreten (Mac Gillivray et al., 1982). Bei diesen Isomeren handelt es sich um Alpha-Hydroxybuttersäure (AHB) und Beta-Hydroxybuttersäure (BHB), deren Konzentration kann im Falle von Diabetes signifikant erhöht sein (Shima et al., 2004). Für GHB ist kein spezifischer Abbaumetabolit im menschlichen Metabolismus bekannt (Waszkielewicz und Bojarski, 2004). Von Elliott (2004) wurde betont, dass GHB-Konzentrationen nur dann direkt vergleichbar sind, wenn die gleiche Analysenmethode verwendet worden ist; analytische Einflussfaktoren spielen damit eine große Rolle.
Neben der postmortalen Bildung von GHB (Abschnitt 4.2) und dem Vorkommen von endogener/exogener GHB (Abschnitt 4.3) kann die chemische Interkonversion von GHB und GBL eine große Rolle spielen (Ciolino et al., 2001). Die Autoren untersuchten die Interkonversion von GHB und GBL in wässrigen Lösungen. Als wichtige Faktoren wurden der pH-Wert der Lösung, die Zeit und die Lagerungstemperatur identifiziert. Nach Ciolino et al. (2001) ist das Einfrieren eine Möglichkeit, die Hydrolyse von GBL zu verzögern.
Die Verteilung von exogen zugeführter GHB bzw. GBL spielt eine große Rolle bei der Beurteilung von Intoxikationen. Lenz et al. (2008) stellten drei Kasuistiken vor, die eine Verknüpfung mit GBL aufwiesen, darunter die Einnahme GBL-haltigen Nagellackentferner). Die Analyse von GBL- und GHB-Konzentrationen erfolgte mittels „solid-phase dynamic extraction“ (SPDE) gekoppelt mit GC-MS. Dieses Verfahren hat als Voraussetzung die Konversion von GHB zu GBL, analysiert GBL aus vorhandenem GHB (absolute GHB) sowie, falls vorhanden, GBL selbst (absolutes GBL). Der Begriff „GHB-Äquivalente“ (GHB + GBL $\cdot$ H_2O) wird verwendet, damit wird die

Gesamtmenge an GHB/GBL quantifiziert, während die Konzentration als GHB-Mengenkonzentration angegeben wird.

Im Falle aller drei Kasuistiken wurde GHB in biologischen Proben bestimmt. In einem Fall wurden auch Ethanol, Amfetamin und MDMA im Blut sowie Amfetamin im Urin nachgewiesen; GHB-Äquivalente wurden u.a. gefunden in kardialem und femoralem Blut, Urin, Gehirn, Lunge, Leber, Nieren und Mageninhalt. Auf mögliche Interaktionen zwischen GHB und Ethanol wurde hingewiesen, die nachgewiesenen GHB-Konzentrationen (z.B. im Herzblut 1052 µg GHB/ml) überstiegen den jeweils vorgeschlagenen Cut-Off-Wert (Herzblut: 50 µg GHB/ml; Kintz et al., 2004) deutlich (Couper et al., 2002; Lenz et al., 2008; Thai et al., 2006) und könnten als alleinige Todesursache betrachtet werden.

Der mögliche Einfluss von Ethanol im Falle einer gemeinsamen Gabe mit GHB wurde von Thai et al. (2006) untersucht. Dazu wurde GHB (Xyrem®) allein (50 mg/kg KG) oder zusammen mit Ethanol (0,6 g/kg KG) in einer zweimaligen Dosis verabreicht. Der pharmakokinetische Einfluss war bei beiden Ansätzen gering. Geringe adverse Effekte wurden bei Gabe von GHB und Ethanol beobachtet (gastrointestinale Störungen, Hypotension und verringerte Sauerstoffsättigung).

4.2 Postmortale Bildung von GHB

Die Interpretation von postmortalen GHB-Konzentrationen ist problematisch, da z.B. die Lagerungstemperatur bzw. zugesetzte Additive diese stark beeinflussen können. Mit Na-Fluorid versetzte Proben, bei 4 °C gelagert, wiesen beispielsweise 50 % niedrigere GHB-Konzentrationen gegenüber unbehandelten Proben auf (Stephens und Coleman, 1999). Bei Raumtemperatur gelagerte Blutproben wiesen unbehandelt dreimal höhere Konzentrationen an GHB gegenüber fluorid-versetzten Proben auf.

Beránková et al. (2006) untersuchten detailliert die Stabilität und mögliche weitere Bildung von GHB in Blut- und Urin. Biologische Proben (antemortem, postmortem) wurden unbehandelt oder mit 1 % (w/v) Natriumfluorid (NaF) versetzt und für acht Monate bei 4 °C und -20 °C gelagert. In allen antemortem-Proben (Blut und Urin) wurde keine signifikante GHB-Erhöhung gemessen. Bei der unbehandelten postmortem-Blutprobe wurde eine drastische Erhöhung der GHB-Konzentration nach der Lagerung bei 4 °C festgestellt. Bei den Urinproben wurde nur eine geringe Erhöhung der der GHB-Konzentration festgestellt. Die protektive Wirkung von NaF (inhibierte GHB-Produktion) im Falle der gefrorenen Blutprobe wurde nachgewiesen. In einem weiteren Ansatz wurden zwanzig postmortal entnommene Blutproben bei 4 °C gelagert und anschließend mit NaF versetzt (zwischen Entnahme bei der Autopsie und dem Versatz lagen ca. 17 Tage) und danach für vier Monate bei 4 °C gelagert. Die anfängliche GHB-Konzentration der Proben war im Falle von 14 Proben nicht signifikant, im Falle von sechs Proben lag die GHB-Konzentration über 3 mg/l und betrug in einer Probe sogar 25,8 mg/l (Probe Nr. 20). Als Ergebnis wurde teilweise (bei 4 von 20 Proben, darunter Probe Nr. 20) nach der Hälfte der Inkubationszeit ein zeitweiser GHB-Anstieg von über 20 mg/l bis zu 30 mg/l festgestellt, gefolgt von einer Abnahme. Am Ende der Inkubationszeit betrug die GHB-Konzentrationsspanne 3,3 - 6,5 mg/l (7 von 20 Proben), in den restlichen Proben (darunter jetzt auch Probe Nr. 20) wurde eine nicht signifikante GHB-Konzentration festgestellt. Postmortale Urinproben zeigten deutlich weniger eine Zunahme der GHB-Konzentration und stellen eine verlässlichere Probengrundlage dar, um Todesfälle mit möglicher GHB-Beteiligung einzuordnen. Beránková et al. (2006) sehen Einfrieren der biologischen Proben und die NaF-Zugabe als wichtige Faktoren an, um mögliche Veränderungen in der Zeitspanne zwischen Entnahme und folgender Analyse zu verhindern. Das Ziel ist, unveränderte Proben zu analysieren, um aussagekräftige Ergebnisse zur Beurteilung der jeweiligen Fälle zu erhalten.

Marinetti et al. (2005) untersuchten, inwieweit sich nach längerer Lagerung in gefrorenem Zustand (19 - 50 Monate) in postmortalen Proben GHB und Gamma-Methyl Gamma-hydroxybuttersäure (4-Me-GHB) finden lässt. Die biologischen Proben (Blut verschiedener Herkunft, Urin, Galle, Glaskörperflüssigkeit) stammten aus Fällen, wo eine Einnahme von GHB, GBL, Gamma-Valerolacton (GVL) oder BD nicht in Betracht kam. Als Ergebnis der analysierten Proben wurde in 10 Blutproben (peripheres Blut) GHB nachgewiesen (11 - 97 mg/l), ebenso wurde in 4 kardialen Blutproben (versetzt mit NaF) GHB nachgewiesen (7 – 119 mg/l). Demgegenüber lagen die Urinproben und Glaskörperflüssigkeit-Proben (bis auf jeweils eine Ausnahme) unter 5 mg/l. Die Autoren gehen davon aus, dass die Zunahme in den Blutproben auf postmortale Bildung während der Lagerung und nicht auf exogene Einnahme zurückzuführen ist. Marinetti et al. (2008) untersuchten zusätzlich die Lagerung von bereits anfänglich GHB-enthaltene Proben und stellten fest, dass es durch die Lagerung nicht zum Aufbau einer endogenen Konzentration kam (die ursprüngliche GHB-Konzentration hat sich jeweils nicht signifikant verändert). Durch das Einfrieren wurde die vorliegende GHB-Konzentration in einer Probe nicht beeinflusst. Zwischen der Dauer der Gefrierphase und der GHB-Konzentration wurde kein Zusammenhang festgestellt. Desweiteren wurden noch Todesfälle mit GHB-Beteiligung diskutiert; in Glaskörperflüssigkeit-Proben wurden jeweils signifikante GHB-Konzentrationen bestimmt. Die Autoren regten an, dass eine Analyse von Glaskörperflüssigkeit helfen kann, zur Klärung der Todesursache (mögliche Beteiligung von GHB oder dessen Vorläufer) beizutragen. In keiner der untersuchten Proben wurden signifikante Mengen an 4-Me-GHB gemessen; ein Auftreten von Gamma-Methyl Gamma-hydroxybuttersäure ist daher mit einer exogenen Aufnahme von Gamma-Valerolacton (GVL) erklärbar (Marinetti et al. 2008).

Von Le Beau et al. (2001) wurde die GHB-Konzentration in Urinproben bei drei verschiedenen Lagerungsbedingungen (25 °C, 4 °C, -10 °C) untersucht. Innerhalb von drei Monaten wurde dabei bei den bei Raumtemperatur gelagerten Proben eine Erhöhung von bis zu ca. 400 % festgestellt, während die bei 4 °C gelagerten Proben einen Anstieg von 140 – 208 % aufwiesen und die eingefrorenen Proben den geringsten Anstieg zeigten (88 – 116 %). Ein wiederholtes Einfrieren/Auftauen von Proben führte zu keiner deutlichen Änderung bzw. Erhöhung. Die Autoren empfehlen deshalb, Urinproben zur GHB-Bestimmung kühl bzw. in eingefrorenem Zustand zu lagern (Le Beau et al., 2001).

Untersuchungen von Erdmann et al. (2006) zur postmortalen Bildung von GHB in asservierten Blutproben bei nicht mit GHB assoziierbaren Todesfällen zeigten, dass zwischen dem postmortalen Intervall und den gemessenen GHB-Konzentrationen (2,2 und 116 mg/l; Mittelwert: 32,4 ± 25,6 mg/l) kein statistisch signifikanter Zusammenhang bestand. Von den Autoren wird betont, dass in etwa 10 % der postmortal asservierten Blutproben (n = 50) ein GHB-Gehalt > 50 mg/l gemessen wurde.

Der postmortale Anstieg der GHB-Konzentration von asservierten Proben wird multifaktoriell diskutiert, als eine Ursache wird die Bildung von GHB aus GABA als Auswirkung einer Anoxie genannt (Stephens und Coleman, 1999) sowie als weitere Ursache eine mikrobielle Glykolyse in postmortalen Proben (Moriya und Hashimoto, 2004). Auf weitere Gründe wurde von Skopp et al. (2004) eingegangen, GHB soll postmortem aus 1,4-Butandiamin (Putrescin) gebildet werden, es wird aber auch eine Neusynthese bzw. eine Zersetzung durch mikrobielle Prozesse in Betracht gezogen. *In vitro*-Versuchen zeigten, dass der Gehalt an GHB in postmortal entnommenen Blutproben temporär bis auf 100 mg GHB/l ansteigen kann, in den Urinproben wurde nur wenig GHB gebildet. Oft wird in dem Zeitraum zwischen Todeseintritt und Autopsie eine GHB-Zunahme beobachtet, und weniger während der Lagerungszeit bis zur Analyse (Mazarr-Proo und Kerrigan, 2005). Nach Steinecke (2007) wurde kein

Zusammenhang zwischen der GHB-Konzentration und „Fäulnismarkern“ gefunden (Elliott et al., 2004).

Von verschiedenen Autoren wird die Stoffwechsel-Leistung von Mikroorganismen als eine Quelle von relativ hohen GHB-Konzentrationen in postmortalem Blut genannt (Elliott et al., 2004; Moriya und Hashimoto, 2004). Manche Mikroorganismen sind beispielsweise in der Lage, GABA in GHB umzuwandeln. In fäulnisveränderten Blutproben wurden Aerobier (*Proteus vulgaris*, *Escherichia coli*, *Enterococcus faecalis*), fakultative Anaerobier (*Aeromonas* ssp.) und Anaerobier (*Clostridia* ssp.) nachgewiesen (Elliott et al., 2004).

Aufgrund der Probenstabilität und der relativ einfachen Gewinnung wird Urin als geeignetes Medium zum Nachweis von GHB angesehen. Postmortale Urin-Konzentrationen zeigten auch eine geringere Bandbreite im Vergleich zu den GHB-Konzentrationen im Blut bzw. Plasma. (Stephens und Coleman, 1999; Fieler et al., 1998).

Der genaue Prozess der postmortalen Bildung von GHB in biologischen Proben ist noch nicht völlig verstanden (Mazarr-Proo und Kerrigan, 2005).

4.3 Endogene/exogene GHB

GHB kann *in vivo* ebenfalls aus GABA gebildet werden. Die Interpretation von antemortem und postmortem GHB-Konzentrationen ist von forensisch-toxikologischem Interesse. Speziell entwickelt für die Forensik, liegen gaschromatographische Methoden für den Nachweis von endogenen GHB-Konzentrationen in Plasma und Urin vor.

In mehreren Studien wurde von lebenden Personen endogene GHB-Konzentration in biologischen Proben (wie Blut und Urin) bestimmt, um verlässliche Daten zu erhalten.

Endogene GHB-Spiegel im Urin wurden in mehreren Studien bestimmt. In einer Studie an 50 weiblichen Probanden wurde als höchste GHB-Konzentration 1,46 mg/l angegeben (Crookes et al., 2004). Von Elliott (2003) wurde im Falle von 13 Probanden eine maximale Konzentration von 3 mg/l festgestellt.

Yeatman und Reid (2003) bestimmten bei 55 Probanden den endogenen GHB-Spiegel im Urin. Der Konzentrationsbereich reichte dabei von 0,9 – 3,5 µg/ml und betrug im Mittel 1,65 – 0,68 µg/ml Urin.

Von LeBeau et al. (2002) wurde ein Konzentrationsbereich von 0 - 6,79 µg/ml angegeben (normalisierte Daten), Kerrigan et al. (2002) gaben 0 - 7,2 µg/ml im Urin an. Von Eilan (2002) wurden über 650 antemortem Urinproben untersucht. Die endogenen GHB-Konzentrationen reichten von 0,34 - 5,75 µg/ml. Von einem weiteren Autor (Elliott, 2003) wurde für endogene GHB im Urin ein Bereich von 0 - 2,74 µg/ml angegeben, bei untersuchten Männern betrug die mittlere GHB-Konzentration 0,72 µg/ml und bei untersuchten Frauen 0,65 µg/ml.

Die GHB-Konzentration im Urin von 1126 weiblichen Probanden wurde von Brailsford et al. (2010) untersucht. Zum Nachweis mittels GC-MS (Nachweisgrenze: 0,1 mg GHB/l) wurde GHB in GBL überführt. Der Konzentrationsbereich reichte von 0 – 5,47 mg GHB/l (absolute GHB-Konzentration [n=1098]). Als mittlere GHB-Konzentration wurden 0,85 mg GHB/l bestimmt. Ermittelte GHB-Konzentrationen waren unabhängig von dem pH-Wert der biologischen Matrix (pH 4,6 – 9,3), dem Alter (18 – 35 Jahre), dem BMI (13,8 – 36,3) oder der Herkunft der Probanden Bei Beachtung der spezifischen Dichte der biologischen Matrix (1,015 [n=1098]) ergaben sich ein Konzentrationsbereich von 0 – 7,39 mg GHB/l und im Mittel eine GHB-Konzentration von 0,91 mg GHB/l. Eine einzige Probe zeigte eine GHB-Konzentration > 5 mg GHB/l in der umfangreichen Untersuchung von Brailsford et al. (2010)

Paul et al. (2006) führten GHB-Konzentrationsbestimmungen von jeweils sechs Kontrollproben für Blut und Urin mittels einer eigens entwickelten Methode (GC-MS-MS) durch, deren Vorteil in der Selektivität gegenüber vorhandenen Methoden (wie „single full scan“ Quadrupol-MS) liegt. Endogene GHB-Konzentrationen lagen für Blut im Bereich 0,5 - 2,3 µg/ml sowie für Urin im Bereich 0,3 - 6,0 µg/ml. Der mögliche Effekt der Lagerungszeit auf Urinproben (*in vivo* – Konversion von GHB) wurde ebenfalls von den Autoren untersucht; Proben bei – 20 °C gelagert zeigten im Vergleich zu frischen Urinproben (< 24 h alt) keine wesentlichen Veränderungen der GHB-Konzentrationen.

Shima et al. (2004) gaben endogene Urin-GHB-Konzentrationen an. Die endogene GHB-Konzentration in gesunden Probanden reichte von 0,16 – 2,14 µg/ml. Für Alpha-Hydroxybuttersäure (AHB) wurde ein Konzentrationsbereich von 0,10 – 2,68 µg/ml und für Beta-Hydroxybuttersäure (BHB) eine Konzentrationsspanne von 8,51 – 34,7 µg/ml festgestellt. Im Falle der diabetischen Probanden wurden folgende Konzentrationen im Blut bestimmt: 0,17 – 3,03 µg GHB/ml, 0,14 – 124 µg AHB/ml und 4,94 – 4520 µg BHB/ml. Als Nachweisgrenze der Methode wurden 10 µg/l angegeben. Bei nicht eingestellten Diabetikern können auch ohne ausgeprägte Ketoazidose erhöhte BHB-Konzentrationen auftreten (MacGillivray et al., 1982).

Beta-Hydroxybuttersäure (BHB) zählt mit Aceton und Acetoacetat zu den sog. Ketonkörpern, gebildet vom Acetyl-CoA beim Abbau von Kohlenhydraten, Fetten und Aminosäuren. Ketonkörper liefern Energie für den Herzmuskel. Die Beta-Oxidation von Fettsäuren liefert BHB und die Alpha-Oxidation (geringerer Anteil) liefert Alpha- Hydroxybuttersäure (AHB).

Paul et al. (2006) wiesen in unbehandelten Urin- und Blutproben GHB in einer mittleren Konzentration von 2,6 µg/ml bzw 0,7 µg/ml nach, beides GHB-Konzentrationen weit unterhalb der in der Literatur genannten Cut-Off-Werte (Abschnitt 4.5). AHB und BHB als Co-Eluate waren mit dieser Methode gut neben GHB identifizierbar.

Raknes et al. (2010) gingen der Frage nach, ob bei schwangeren Frauen erhöhte endogene GHB-Konzentrationen im Urin vorliegen. In der Testgruppe (66 Frauen) wurden im Mittel 0,36 µg GHB/ml, 0,34 µg GBL/ml und 1,92 µg BHB/ml gemessen, während in der Kontrollgruppe (69 Frauen) 0,24 µg GHB/ml, 0,08 µg GBL/ml und 0,40 µg BHB/ml festgestellt wurden. Die GBL/BHB-Konzentrationen lagen bei schwangeren Frauen ca. 4,5fach und die GHB-Konzentration ca. 1,5fach höher im Vergleich zu der Kontrollgruppe (die Creatinin-gewichtete GHB-Konzentration war in beiden Gruppen vergleichbar). Messmethoden ohne Auftrennung von GHB und BHB können damit nach Ansicht der Autoren zu falsch-positiven Ergebnissen führen. Die festgestellten Werte für GHB lagen jedoch jeweils innerhalb der von Shima et al. (2004) angegebenen GHB-Konzentrationen für gesunde Probanden, während die BHB-Werte deutlich unter den von Shima et al. (2004) angegebenen BHB-Konzentrationen lagen. Eine abschließende Bewertung steht im Falle der BHB-Konzentrationen noch aus.

In einer weiteren Studie wurden von Shima et al. (2005) endogene GHB-Konzentrationen im Blut lebender Personen bestimmt. Die Konzentrationen reichten von 0,005 - 0,01 µg/ml. Zum Nachweis wurde ein optimiertes GC-MS-Verfahren benutzt. Eine Zunahme um mehr als das Fünffache wurde in Blutproben, die mit Natriumcitrat (0,4 %) oder Heparin (0,001 %) versetzt worden sind, nach 14tägiger Lagerung bei 4°C festgestellt. Keine nennenswerte Veränderung wurde dagegen nach Versatz mit Natrumoxalat (0,2 %) oder EDTA (0,1 %) festgestellt. Nach Lagerungsdauer von antemortem gewonnenen Blutproben für insgesamt 16 Monate bei 4°C (bzw. -20°C) wurde eine *in vitro* GHB-Bildung von weniger als 0,4 µg/ml (bzw. 0,03 µg/ml) bestimmt; nach vorherigem Zusatz von NaN_3 (0,1%, bei 4°C) wurde kein nennenswerter Zuwachs festgestellt. Die Autoren raten, Blutproben, welche länger als 14 Tage gelagert werden sollen, bei -20°C eingefroren zu lagern.

Abanades et al. (2007) gaben im Rahmen einer Publikation eine endogene GHB-Konzentration im Plasma von 0,04 µg/ml ± 0,01 µg/ml an. In einer weiteren klinischen Studie mit GHB nannten Abanades et al. (2006) für unbehandelte männliche Probanden als GHB-Konzentration einen Wert von 0,21 ± 0,14 µg/ml.

In mehreren Studien wurden postmortal GHB-Konzentrationen (in Blut und Urin) bestimmt, um verlässliche Daten zu erhalten.

Von Elliott (2004) wurden die GHB-Konzentrationen von 40 verschiedenen postmortalen Proben mittels einer GC-MS-Methode analysiert und die Auswirkungen auf die Interpretation untersucht.

In der folgenden Tabelle sind die GHB-Konzentrationsbereiche sowie die mittleren Konzentrationen zusammengefasst.

Tabelle 6: *Gemessene GHB-Konzentrationen von postmortalen Blutproben, alle Kasuistiken ohne Beteiligung einer GHB-Einnahme (Elliott, 2004)*

Biologische Probe (Details s. Elliott, 2004)	**Anzahl (n)**	**GHB-Konzentration (mg/l)** Mittelwert	Standardabw.	Bereich
Blut (unbehandelt)	38	12,3	± 5,6	2 – 29
Blut (NaF-behandelt)	17	12,6	± 6,0	4 – 25
Urin (unbehandelt)	39	5,5	± 4,5	0 – 18
Urin (NaF-behandelt)	15	4,8	± 3,5	0 – 10

Alle untersuchten Proben wurden bei – 20 °C bis zur Analyse gelagert. Durch das Einfrieren konnte die *in vitro*-Produktion in den Proben reduziert werden, wie bereits von Kerrigan (2002) und LeBeau et al. (2001) beschrieben.

Elliott (2004) stellte zusätzlich aus bereits vorliegenden Publikationen entsprechende postmortale GHB-Konzentrationen zusammen, eine Auswahl daraus ist in der Tabelle 7 aufgelistet.

Tabelle 7: Postmortale GHB-Konzentrationen im Blut, verschiedene ausgewählte Kasuistiken ohne Beteiligung einer GHB-Einnahme (Elliott, 2004)

Referenz / Jahr (Details: s. Elliott, 2004)	Nachweis	Anzahl (n), biol. Probe	GHB-Konzentration (mg/l)	
			Bereich	Mittelwert
Sakurada et al., 2002	GC-MS	(5) Blut	< 0,4 – 7,3	
		(5) Urin	< 0,4 – 2,6	
Kalasinsky et al., 2001	GC-MS	(12) Blut	3 – 14	7,7
Elliott, 2001	GC-MS	(13) Blut	< 1 -197	57
		(13) Urin	< 1 – 217	56
Quattrocchi et al., (2001)	GC-MS	(60 Fälle)		
		(21) Blut	< 5 – 20	10,8
		(53) Urin	< 5 – 14	
Eklund und Eriksson, 2000	GC-FID	(37) Blut	0 – 21	12,0
		(62) Urin	0 – 28	10,6
Fieler et al., 1998	GC-MS	(20) Blut	< 1 – 168	25
		(8) Urin	< 1	

Kintz et al. (2004) untersuchten Todesfälle, in denen von einer Einnahme von GHB nicht auszugehen war. Über 70 Autopsiefälle wurden untersucht, um die Richtigkeit des vorgeschlagenen Entscheidungsgrenzwertes von 50 µg GHB/ml für kardiales Blut zu überprüfen. Es wurden femorales Blut, kardiales Blut, Galle und Glaskörperflüssigkeit untersucht. Zwischen dem Todeseintritt und der Autopsie lag ein Zeitraum von 12 – 72 h. In Herzblutproben wurden endogene GHB-Konzentrationen von 0,4 – 409 mg/l festgestellt, wobei ein Großteil der Proben eine Konzentration im Bereich 10 – 40 mg/l aufwiesen. Bei 14 Fällen wurden GHB-Konzentrationen > 50 µg/ml gemessen, was von den Autoren auf postmortale GHB-Bildung zurückgeführt wurde. Um dieses zu überprüfen, wurde die Konzentration von GHB in femoralem Blut, Galle und Glaskörperflüssigkeit bestimmt. Von den Autoren wurden weder bei den femoralen Proben noch in den Glaskörperflüssigkeits-Proben eine entsprechende Erhöhung wie in den korrespondierenden kardialen Blutproben festgestellt. Kintz et al. (2004) führten aus, dass im Falle einer postmortalen kardialen Blutprobe mit einer GHB-Konzentration > 50 mg/l dieser (Screening-) Befund nur als Hinweis dient und durch Untersuchung weiterer biologischer Proben (Femoralblut, Glaskörperflüssigkeit, evtl. Haare) bestätigt werden sollte.

Von Moriya und Hashimoto (2005) wurde die GHB-Bildung in der frühen postmortalen Phase in 25 Autopsiefällen ohne GHB-Beteiligung untersucht. Zwischen dem Todeseintritt und der Analyse mittels GC-MS lagen weniger als 48 h (6 – 48 h); GHB wurde dabei nach Konversion als GBL bestimmt.

Als endogene Konzentrationen wurden in femoralem Blut 4,6 ± 3,4 µg/ml (n = 23), in CSF 1,8 ± 1,5 µg/ml (n = 9), in Glaskörperflüssigkeit 0,9 ± 1,7 µg/ml (n = 8), in Galle 1,0 ± 1,1 µg/ml (n = 9) und in Urin 0,6 ± 1,2 µg/ml (n = 12) festgestellt.

Erdmann et al. (2006) untersuchten 50 native Blutproben lebender Spender sowie 50 postmortal entnommene Blutproben (von Sektionsfällen mit keinem Hinweis auf Betäubungsmittelmissbrauch) auf den Gehalt an endogener GHB-Konzentration. Die individuelle Lagerungszeit bei 4 °C bis zur Untersuchung der Proben betrug etwa ½ Tag bis 2 Tage. Die GHB-Konzentrationen der erstgenannten Proben lagen im Bereich 0,11 – 1,56 mg/l (im Mittel 0,54 ± 0,37 mg/l) und die der asservierten postmortalen Proben zwischen 2,2 und 116 mg/l (Mittelwert: 32,4 ± 25,6 mg/l). Zwischen dem postmortalen Intervall und den gemessenen GHB-Konzentrationen wurde kein Zusammenhang festgestellt.

Von Elliott (2003) wird betont, dass für eine akkurate Interpretation von GHB-Konzentrationen das Vorliegen von GHB-Konzentrationen ‚GHB-freier' Probanden (Personen, die zu dem betroffenen Zeitpunkt nachweislich kein GHB eingenommen haben) eine Voraussetzung ist. Villain et al. (2003) plädieren dafür, Blut immer mit EDTA zu versetzen, um falsch-positive Ergebnisse zu vermeiden. Nach Einnahme einer gewöhnlichen Standarddosis von GHB kann eine Unterscheidung zwischen endogenem/exogenem GHB etwa innerhalb 8 h im Falle von Blut und 12 h im Falle von Urin vorgenommen werden (LeBeau et al. (2001). Kavanagh et al. (2001) untersuchten die Ausscheidung von GHB über den Urin. Dazu wurden 1 – 2 g GHB oral verabreicht. Ca. 1 % der Menge wurde dabei unverändert im Urin wiedergefunden. Nach 8 h konnte eine Dosis von 25 mg/kg nicht mehr nachgewiesen werden unter den Versuchsbedingungen. Aufgenommenes GHB wurde rasch verstoffwechselt und ausgeschieden. Eine 1 g Dosis GHB konnte dabei etwa 10 h im Urin nachgewiesen werden (4 mg/l), während eine 2 g Dosis 2 h nach der Einnahme sicher nachgewiesen werden konnte (29,1 mg/l), 10 h nach Einnahme dieser Dosis lag die gemessene GHB-Konzentration (1,9 mg/l) bereits unter der Nachweisgrenze („detection threshold") von 2 mg GHB/l (Kavanagh et al., 2001).

Nach Applikation von einmalig 25 mg GHB/kg KG an acht Probanden wurden im Mittel 230 ± 86,3 mg GHB/l Urin eine Stunde nach Einnahme bestimmt, ca. 1,2 % der verabreichten GHB-Dosis wurde im Urin wiedergefunden. Das Nachweisfenster betrug im Urin ca. 12 h. (Brenneisen *et al.*, 2004). Speichel wurde in dieser Studie ebenfalls untersucht, das Nachweisfenster betrug maximal etwa 6 h. Der mögliche Einfluss von Faktoren (wie z.B. Geschlecht oder kombinierte Einnahme von GHB mit anderen Drogen) wurde nicht untersucht. Haller et al. (2006) verabreichten männlichen und weiblichen Probanden jeweils oral 50 mg GHB/kg KG allein oder in Kombination mit 0,6 g Ethanol/kg KG und verfolgten die resultierende GHB-Konzentration im Urin über 24 h. Die Autoren stellten eine relativ große Variabilität der GHB-Konzentrationen fest, wobei die renale Clearance von GHB durch Coaufnahme von Ethanol nicht wesentlich verändert wurde (in den ersten drei Stunden wurde eine Abnahme der GHB-Konzentration im Urin festgestellt). Gegenüber den anderen untersuchten Gruppen wiesen Kaukasier die niedrigsten GHB-Konzentrationen im Urin auf. Diese lagen alle unter der festgelegten Cut-Off-Konzentration von 5 mg/l nach 6 h. Es zeigte sich, dass Männer in den ersten 3 h geringere GHB-Spiegel im Vergleich zu Frauen aufwiesen, weitere Unterschiede zwischen den Geschlechtern wurden nicht festgestellt. Haller et al. (2006) schlossen daraus, dass das zeitliche Nachweisfenster für GHB im Urin kürzer sein kann im Vergleich zu der 12 h Zeitspanne, welche im Falle der Gabe in therapeutischer Höhe bei Probanden beobachtet worden ist.

In den folgenden Tabellen 8 und 9 finden sich einige repräsentative Konzentrationsangaben für endogene GHB im Blut bzw. Urin. GHB-Konzentrationen basieren meist auf Fallsammlungen; es wird jeweils nur ein eingeschränktes Kollektiv betrachtet.

Tabelle 8: Konzentrationsbereiche von endogener GHB in humanen Blutproben

Konzentrations-bereich	Einheit	Entnahme	Referenz/Jahr
< 2,5	mg/l	Antemortem	Elliott, 2003
0,5 - 2,3	µg/ml	Antemortem	Paul et al., 2006
0,11 - 1,56	mg/l	Antemortem	Erdmann et al., 2006
0,17 - 1,51	mg/l	Antemortem	Eilan, 2002
0,005 - 0,01	µg/ml	Antemortem	Shima et al., 2005
0,4 - 409	µg/ml	Postmortem	Kintz et al., 2004
2,2 - 116	mg/l	Postmortem	Erdmann et al., 2006
2 - 29	mg/l	postmortem unbeh. Proben	Elliott, 2004
4 - 25	mg/l	postmortem beh. Proben	Elliott, 2004
≥ 0,5 - 23,7	µg/ml	Postmortem	Moriya and Hashimoto, 2005
≥ 4	µg/ml		Moffat et al., 2004

Tabelle 9: Konzentrationsbereiche von endogener GHB in humanen Urinproben

Konzentrations-bereich	Einheit	Entnahmezeitpunkt	Referenz/Jahr
antemortem			
≤ 10	µg/ml		Moffat et al., 2004
0 – 6,79	µg/ml	antemortem	LeBeau, 2002 (Daten normalisiert)
0,3 – 6,0	µg/ml	antemortem	Paul et al., 2006
0,9 – 3,5	µg/ml	antemortem	Yeatman und Reid, 2003
0 – 5,5	mg/l	antemortem (♀)	Brailsford et al., 2010
0 - 2,74	mg/l	antemortem (♀)	Elliott, 2003
0 - 2,55	mg/l	antemortem (♂)	Elliott, 2003
0,16 - 2,14	µg/ml	antemortem	Shima et al., 2004
0,10 - 1,46	µg/ml		Crookes et al., 2004
0,07 – 0,35	µg/ml	antemortem (♂)	Abanades et al., 2006
postmortem			
0 – 18	mg/l	postmortem unbeh. Proben	Elliott, 2004
0 – 10	mg/l	postmortem beh. Proben	Elliott, 2004
0,34 - 5,75	µg/ml		Eilan, 2002

In mehreren Studien wurde die GHB-Aufnahme durch den Menschen untersucht.

Abanades et al. (2006) führten eine pharmakologische Studie der Phase I mit ansteigenden Dosen von GHB durch. Es wurden oral einmalig 40, 50, 60 und 72 mg GHB/kg KG an acht Probanden verabreicht. Plasma- und Urinproben wurden genommen und mittels GC-MS analysiert. Im Mittel wurden GHB-Konzentrationen im Plasma in Höhe von ca. 79, 83, 114 und 130 µg/l dosisabhängig aufsteigend gemessen.

In der folgenden Tabelle sind pharmakokinetische Parameter wiedergegeben.

Tabelle 10: Pharmakokinetische Parameter von GHB in Plasma (Abanades et al., 2006) (aufgelistet sind Mittelwerte/Standardabweichung)

Parameter	40 mg/kg	50 mg/kg	60 mg/kg	72 mg/kg
C_{max} (µg/ml)	79,1 ± 26,4	83,1 ± 28,8	113,5 ± 20,1	130,1 ± 10,7
t_{max} (h)	0,7 ± 0,2	0,6 ± 0,1	0,6 ± 0,14	0,9 ± 0,2
$AUC_{0\text{-}6}$ (µg/ml h)	106,5 ± 6,7	143,7 ± 36,4	183,9 ± 47,0	301,1 ± 11,4
K_e (h-1)	0,98 ± 0,21	1,01 ± 0,18	1,06 ± 0,18	1,23 ± 0,11
$t_{1/2}$ (h)	0,73 ± 0,17	0,71 ± 0,15	0,67 ± 0,12	0,57 ± 0,05

GHB wurde sehr schnell absorbiert und schnell wieder ausgeschieden (t_{max} und t½ < 1 h). In dem Bereich von 40 – 60 mg/kg wurde ein linearer Verlauf der Elimination festgestellt, wie in anderen Publikationen beschrieben (Borgen et al., 2004; Palatini et al., 1993). Im Falle einer Gabe von 72 mg/kg wurde eine nicht-lineare Elimination angegeben. Aufgrund des Vergleichs von normalisierten AUCs wurde postuliert, dass die GHB-Elimination einem nicht-linearen Prozess folgt. Weniger als 2 % der Dosis wurde jeweils unverändert in der Erholungsphase renal ausgeschieden.

Nach Abanades et al. (2006) ist eine Unterscheidung zwischen GHB aufgrund von exogener Einnahme und endogen verursachtem GHB bis 6 Stunden nach der Einnahme möglich.

Von Abanades et al. (2007) wurde die Verteilung von GHB nach einmaliger Gabe (50 mg/kg Körpergewicht) in verschiedenen biologischen Flüssigkeiten (Blut, Urin, Speichel, Schweiß) untersucht. Wie im Blut, so wurde auch im Speichel GHB nachgewiesen, dieses zwar in einem vergleichbaren Konzentrationsverlauf, aber in einer entsprechenden Konzentration, welche etwa 1/3 – 1/4 der GHB-Konzentration entsprach.

Speichel sowie Schweiß eignet sich nicht zur Feststellung einer Einnahme von GHB (Abanades et al., 2007).

Von Jones et al. (2007) wurden aus verschiedenen Studien pharmakokinetische Parameter nach kontrollierter Gabe von GHB (als Natriumsalz) zusammengefasst (Tabelle 11).

Tabelle 11: Zusammenstellung pharmakokinetischer Parameter von GHB (GHB-Konzentrationen wurde im Plasma bestimmt, Angabe der Mittelwerte), Auswahl (Jones et al., 2007)

Referenz/ Bemerkungen	Dosis	Anzahl	C_{max} (µg/ml)	t_{max} (min)	$t_{1/2}$ (min)
Abanades et al., 2007	50 mg/kg	5	83	36	43
Abanades et al., 2006	40 mg/kg	8	79	42	44
	50 mg/kg	8	83	36	43
	60 mg/kg	8	114	36	40
	72 mg/kg	8	130	54	34
Thai et al., 2006 /	50 mg/kg	16	73	57	52
+ 0,6 g/kg EtOH			84	54	67
Brenneisen et al., 2004	25 mg/kg	8	40	41	30
Borgen et al., 2004 /	4,5 g	13	90	52	43
nach achtwöchiger Gabe			104	43	46
Scharf et al., 1998	3,0 g	6	63	40	53
Palatini et al., 1993	12,5 mg/kg	8	23	25 (Median)	20
	25 mg/kg		46	30 (Median)	22
	50 mg/kg		80	45 (Median)	23
Ferrara et al., 1992 /	25 mg/kg	10	54	30 (Median)	27
n. mehrmalige Gabe (13x)			55	30 (Median)	26

Bei forensischen Fällen, Missbrauchsfällen und Überdosierungen wurden 308 – 2407 mg GHB/l im Urin festgestellt (Couper und Logan, 2000; LeBeau et al., 2002; LeBeau et al., 2000).

Von Jones et al. (2007) wurde eine umfangreiche Fallsammlung zusammengetragen.

Tabelle 12: GHB-Konzentrationen im Blut im Falle von verschiedenen Kasuistiktypen, (Mittelwerte, Mediane sowie der höchste Wert, Jones et al., 2007)

Kasuistiktyp	Anzahl	Lebensalter (Mittelwert ± SD)	GHB-Konzentration (mg/l) Mittelwert	(Median)	max. Wert
Fahren unter Einfluss von Betäubungsmittel	473	26 ± 5,4	90	(84)	340
Illegaler Konsum von Betäubungsmittel	1061	25 ± 5,6	118	(110)	840
Todesfälle mit durchgeführter Autopsie	33	25 ± 7,6	307	(190)	2200

Die entsprechende GHB-Konzentration hing nicht davon ab, ob GHB allein oder in Verbindung mit weiteren Substanzen vorlag. Jones et al. (2007) gaben an, dass in Kombination mit Ethanol, Opiaten oder Benzodiazepinen die Wirkung und Toxizität von GHB möglicherweise verstärkt werden kann.

Von Marinetti et al. (2005) wurden ebenfalls Fallstudien mit GHB-Beteiligung angegeben (Tabelle 13).

Liechti und Kupferschmidt (2004) analysierten 141 Vergiftungen, die in Verbindung mit GHB und GBL gebracht worden sind. Der Untersuchungszeitraum dieser retrospektiven Studie reichte von 1995 – 2003. Wie bei Chin et al. (1998), Miotto et al. (2001) und Miró et al. (2004) wurde in dieser Arbeit ein missbräuchlicher Konsum von GHB in Verbindung mit der Einnahme von weiteren Betäubungsmitteln beobachtet. In der Studie von Liechti und Kupferschmidt (2004) wurde in 22 % der Fälle ein Beikonsum von Ethanol und in 34 % der Fälle eine Einnahme von anderen Betäubungsmitteln, darunter am häufigsten Amfetamin-Derivate nachgewiesen. Nach dem gesetzlichen Verbot von GHB im Dezember 2001 in der Schweiz wurde in dieser Studie eine Zunahme der missbräuchlichen Einnahme von GBL (als Prodrug von GHB) in der Folgezeit beobachtet. Von den Autoren wurde der

Glasgow Coma Score (GCS) zwar angegeben, Angaben zu GHB-Konzentration in Blut/Serum oder Urin wurden jedoch nicht gemacht.

Tabelle 13: Postmortale GHB-Konzentrationen in verschiedenen biologischen Proben (Marinetti et al., 2005)

Referenz/ Bemerkungen	GHB-Konzentration [mg/l] (Mittelwert)				
	Herzblut	Femoralblut	Galle	Urin	GKF*
Marinetti et al., 2005 – A	66	77	n.b.	1260	85
Marinetti et al., 2005 – B	111	100	76	400	310
Marinetti et al., 2005 – C	1250	n.b.	n.b.	90	580
Marinetti et al., 2005 – D	340	219	393	1977	332
Marinetti et al., 2005 – E	400	n.b.	n.b.	n.b.	212

*GKF: Glaskörperflüssigkeit, n.b.: nicht bestimmt

Caldicott et al. (2004) gaben in der ersten publizierten GHB-Fallserie für Australien und Neuseeland zehn Kasuistiken an, in denen eine GHB-Einnahme mit dem Todeseintritt verbunden ist. Nach den Autoren kann der Tod auch eintreten, wenn GHB als alleinige Substanz eingenommen worden ist. Das Alter der Personen bei Todeseintritt reichte von 22 – 42 Jahren, es handelte sich dabei um acht Männer und zwei Frauen. Acht dieser Fälle konnten direkt auf eine GHB-Beteiligung zurückgeführt werden, die GHB-Konzentration im Blut reichte von 77 mg/l bis 370 mg/l (im Mittel 231 mg/l). Bei zwei dieser acht Fälle lag eine Mischintoxikation mit Alkohol vor. Dieser Mittelwert liegt in dem Bereich von anderen mittleren GHB-Konzentrationen postmortaler Blutproben (ca. 112 mg/l, Timby et al., 2000) und dem Bereich einer GHB-Überdosierung (345 mg/l; Jones, 2001).

Von Mazaar-Proo und Kerrigan (2005) wurde die Verteilung von GHB in biologischem Gewebe und Flüssigkeiten nach einer tödlich verlaufenden Überdosis untersucht. Folgende GHB-Konzentrationen wurden postmortal bestimmt: Urin – 1665 mg/l; Herzblut – 276 mg/l; Femoralblut – 461 mg/l; Gehirn – 102 mg/kg; Leber – 52 mg/kg; Glaskörperflüssigkeit – 48 mg/l. Alkohol oder andere Betäubungsmittel wurden im vorliegenden Fall nicht nachgewiesen. Als Todesursache wurde eine GHB-Intoxikation angesehen. Die Autoren geben in Ihrer Publikation für andere Todesfälle für Blut eine postmortale GHB-Konzentration von 27 – 1030 mg/l an. Mazaar-Proo und Kerrigan (2005) verwiesen jedoch auch auf die Studie von Kintz et al. (2004), in der über 70 untersuchten Fällen ohne GHB-Beteiligung untersucht worden sind. In Herzblutproben wurden dabei endogene GHB-Konzentrationen von 0,4 - 409 mg/l festgestellt. Mazaar-Proo und Kerrigan (2005) plädierten daher, neben Blut auch andere biologische Proben heranzuziehen, um in Verbindung mit sorgfältiger Rekonstruktion des Hergangs Fälle mit möglicher GHB-Beteiligung zu beurteilen.

In einer prospektiven Studie wurden von Sporer et al. (2003) 16 Patienten mit einer GHB-Überdosis untersucht und entsprechende GHB-Spiegel im Serum und im Urin bestimmt. Dabei zeigten sich bei Patienten typische Symptome, wobei in Verbindung mit hohen GHB-Konzentrationen im Urin erhöhte GHB-Serum-Spiegel vorlagen. Die Konzentration im Serum reichte dabei von 45 - 295 mg/l und die im Urin von 432 - 2407 mg/l. Zwischen dem GHB-Serum-Level und der Komatiefe oder der Zeit bis zum Aufwachen gab es keinen Zusammenhang (Sporer et al., 2003).

Die festgestellten GHB-Urin-Konzentrationen von therapeutischen bzw. kontrollierten Human-Studien mit GHB-Einnahme weisen eine Schwankungsbreite auf.

Ein weiterer Aspekt in der Beurteilung von GHB-Konzentrationen ist die mögliche enzymatische Bildung durch Vorkommen eines SSADH-Defektes. Nach Erdmann et al. (2006) können Werte von > 200 mg GHB/l durch diese sehr seltene Stoffwechselerkrankung bewirkt werden (Defekt der ALDH5A1, Malaspina et al., 2009).

Der Abbau des inhibitorischen Neurotransmitters GABA ist jedoch nicht beeinträchtigt und es kommt zu einer Anreicherung von Succinat-Semialdehyd (SSA). Mittels einer Aldo-Keto-Reduktase wird SSA weiter zu GHB metabolisiert (Malaspina et al., 2009).

Im Falle von GHB wird eine multifaktorielle Bildung diskutiert. Von Elliott et al. (2004) wurde dabei im Falle postmortaler Blutproben zwischen der GHB-Konzentration und dem Vorkommen von typischen Fäulnismarkern (wie Tryptamin und Phenyl-2-Ethylamin) kein Zusammenhang festgestellt. Von den Autoren wurde eine mikrobielle GHB-Bildung vorgeschlagen. Elliott et al. (2004) gingen bei postmortalen Blutproben näher darauf ein (Abschnitt 4.2).

Das Auftreten von Ko-Intoxikationen im Falle einer GHB-Intoxikation, wie in der vorgestellten Kasuistik, wurde von Mason und Kerns (2002) dargestellt. Dabei wurde oft eine Mischintoxikation mit Opiaten und Cocain vorgefunden.

Tabelle 14: Mischintoxikationen bei GHB-Vergiftungsfällen (zusammengestellt von Mason und Kerns, 2002)

Referenz, Jahr (Details s. Mason und Kerns, 2002)	Anzahl	Kointoxikation				
		Ethanol	Amfetamine	Kokain	Opiate	Marijuana
Chin et al., 1998	n = 88	39 %	17 %	5 %	3 %	3 %
Li et al., 1998	n = 7	86 %	0 %	71 %	0 %	14 %
Garrison und Müller, 1998 *Ethanol	n = 57 n = 59*	63 %	50 %	40 %	10 %	60 %
ElSohly und Salamone, 1999	n = 48	33 %	13 %	8 %	4 %	21 %

Oft wurde Ethanol zusammen mit GHB in den untersuchten Fällen festgestellt. In einer retrospektiven Studie wurden von Knudsen et al. (2010) 23 Todesfälle dargelegt, welche auf eine GHB-Überdosis zurückzuführen sind. Bei 21 dieser Todesfälle wurde eine Mischintoxikation festgestellt. Ein Beikonsum von Amfetaminen wurde ebenfalls in vielen Fällen beschrieben (Mason und Kerns, 2002).

In Ergänzung dazu kann beispielsweise im Falle einer Einnahme von 1,4-Butandiol (BD) zusammen mit Ethanol die mögliche toxische Wirkung von BD verstärkt werden (Poldrugo et al., 1985).

4.4 Entscheidungsgrenzwerte von endogener GHB im Blut und Urin

Um bei lebenden Personen zwischen endogenen und exogenen GHB-Konzentrationen im Blut unterscheiden zu können, wurden Entscheidungsgrenzwerte vorgeschlagen.

Von Elliott (2003) und Kintz et al. (2001) wird eine Cut-Off-Konzentration im Plasma von 4 - 5 mg/l vorgeschlagen.

Im Falle von Blut gibt Elliott (2003) einen Wert von 4 mg/l an. Unter diesem Wert kann nach Ansicht der Autoren nicht zwischen endogener und exogener GHB unterschieden werden.

Nach Steinecke (2007) sind die festgestellten Messwerte von endogenen GHB-Blutspiegeln lebender Personren abhängig von der Nachweisgrenze und Präzision der Messverfahren. Abhängig von der Methode werden laut dem Autor auch Nachweisgrenzen verwendet, die aufgrund der Höhe nicht geeignet sind, eine physiologische GHB-Konzentration zu erfassen. Steinecke (2008a) plädierte dafür, Shima et al. (2005) zu folgen und den Entscheidungsgrenzwert auf 1 µg/ml festzulegen.

Im Gegensatz dazu steht Kühnle (2008), der ebenfalls Entscheidungsgrenzwerte zur Differenzierung exo/endogener GHB-Blut-Spiegel bei lebenden Personen diskutiert. Der Autor verweist auf die Variationsbreite endogener GHB-Blutspiegel und auf einen möglichen GBL-Anteil an der GHB-Konzentration sowie auf eine mögliche *in vitro*-Bildung im Zeitraum zwischen Blutentnahme und Untersuchung, daher sollten als Entscheidungsgrenzwert 4 µg/mL für GHB im Blut beibehalten werden.

Dresen et al. (2007) untersuchten ca. 250 Serumproben von Verkehrsteilnehmern auf das Vorhandensein von GHB mittels LC-MS/MS. Diese Proben waren jeweils positiv getestet worden auf Amfetamin, MDA, MDMA und/oder MDE. In fünf Fällen wurde eine erhöhte GHB-Konzentration festgestellt, verbunden mit dem Vorkommen von Amfetamin. In drei dieser Proben wurde THC nachgewiesen und in einer Probe Kokain, BEG und

Ethanol. Als Entscheidungsgrenzwert (endogene/exogene GHB) wurde für Serum ein Cut-Off-Wert von 10 µg/ml angewendet.

Um bei postmortalen Blutproben zwischen endogenen und exogenen GHB-Konzentrationen unterscheiden zu können, wurden höhere Entscheidungsgrenzwerte im Vergleich zu antemortem-Proben vorgeschlagen (30 µg GHB/ml, Moriya und Hashimoto, 2005).

Um zwischen endogenen und exogenen GHB-Konzentrationen im Urin unterscheiden zu können, werden von verschiedenen Autoren eine Cut-Off-Konzentration von 5 mg/l (Brenneisen et al., 2004; Crookes et al., 2004) bzw. 10 mg/l (Elliott, 2003) vorgeschlagen.

Von Kerrigan (2002) wird für antemortem asservierte Urinproben ein administrativer Cut-Off-Wert von 10 mg/l in Urin vorgeschlagen. Yeatman und Reid (2003) bestätigen den Vorschlag, als Entscheidungsgrenzwert 10 µg/ml Urin einzusetzen.

Von Crookes et al. (2004) wird im Urin dagegen als Cut-Off-Wert 5 mg GHB/l bzw. 1000 µg GHB/mmol Kreatin angegeben, basierend auf einer Untersuchung des Urin von 50 weiblichen Probanden. Die Autoren nennen weitere Cut-Off-Werte, basierend auf Untersuchungen mit dokumentierter GHB-Aufnahme: 2 mg/l (Kavanagh et al., 2001), 5 mg/l (McCusker et al., 1999), 10 mg/l (Yeatman und Reid, 2003) und 20 mg/l (nach Crookes et al., 2004). McCusker et al. (1999) schränken ein, dass eine GHB-Konzentration unter der niedrigsten Standardkonzentration von 5 mg/l als endogene GHB bezeichnet werden kann (die Basislinie der festgestellten GHB-Konzentrationen im Urin lag jeweils unterhalb 5 mg/l). Ein direkter Entscheidungsgrenzwert wurde nicht genannt.

Eilan (2002) schlägt aufgrund seiner Untersuchungen einen Cut-off-Level von 10 µg/ml für Urin vor. Elliott (2003) plädiert ebenso für diese GHB-Konzentration im Urin als geeigneten Cut-Off-Wert. Basierend auf den eigenen Experimenten, folgern Shima et al. (2004), dass ein Cut-off-Wert von 10 µg/ml anwendbar ist, wenn die Probe kühl gelagert ist und die Möglichkeit einer Ansäuerung ausgeschlossen werden kann. Unter sauren Bedingungen bei der Extraktion (und folgender Bestimmung als GHB-di-TMS) ist eine tautomere Konversion von GHB in GBL im Urin möglich (Ciolino et al., 2001,

Shima et al., 2005). Kühnle (2008) schlägt vor, GHB generell vor der Analyse in GBL umzuwandeln (Bosman und Lusthof, 2003), um diese Problematik zu umgehen.

Von Mari et al. (2009) wurden in einer Studie antemortem GHB-Konzentrationen von Urin erfasst. Um einen möglichen Cut-Off-Level zu bestimmen, untersuchten die Autoren die Urinproben von drei Probandengruppen: Gruppe 1 – Alkoholiker behandelt mit Alcover (n = 39); Gruppe 2 – Probanden ohne GHB-Einnahme (n = 30); Gruppe 3 – Alkoholiker vor Beginn der Therapie mit Alcover (n = 30). Mehr als 35% der Probanden der ersten Gruppe wiesen im Urin GHB-Konzentrationen auf, die zwischen 2,75 und 10 µg/ml lagen. Die GHB-Konzentration lag damit - trotz einer vorherigen zeitnahen GHB-Gabe - niedriger als zu erwarten gewesen wäre, nämlich unterhalb eines Entscheidungsgrenzwertes von 10 µg/ml. Auf das endogene Vorkommen von GHB und deren mögliche postmortale Bildung als weitere Faktoren für die inter- und intraviduelle Variation der GHB-Konzentration wurde von Mari et al. (2009) ebenfalls hingewiesen.

Wegen fehlender kontrollierter Studien wird von LeBeau et al. (2001) aufgrund publizierter Daten eine endogene GHB-Konzentration unter 10 µg/ml vorgeschlagen.

In einer breit angelegten Untersuchung (Brailsford et al., 2010) wurden bei über 1000 Frauen jeweils die GHB-Konzentration im Urin bestimmt. Aufgrund der Ergebnisse wird vorgeschlagen, 10 mg GHB/l als Entscheidungsgrenzwert weiter zu verwenden, sofern die Proben eingefroren gelagert werden (bis zu 36 Monaten).

Villain et al. (2003) geben in Ihrer Untersuchung folgende positive Cut-Off-Werte an: Blut mit EDTA versetzt (antemortem) - 10 mg/l, Blut postmortem - 50 mg/l, Urin (antemortem und postmortem) - 10 mg/l.

Für postmortale Blutproben werden von Moriya und Hashimoto (2005) 10 µg GHB/ml als Entscheidungsgrenzwert angegeben.

Erdmann et al. (2006) sehen 50 µg/ml als Entscheidungsgrenzwert für postmortale Blutproben als zu niedrig an aufgrund der bestimmten GHB-Konzentrationen von 2,2 - 116 mg/l.

In der folgenden Übersicht sind repräsentative Entscheidungsgrenzwerte zusammengestellt.

Tabelle 15: Vorgeschlagene Entscheidungsgrenzwerte (Cut-Off-Limits) zur Differenzierung von endogener und exogener GHB in Blut und Urin

Referenz/Jahr	Cut-Off-Wert	Biologische Probe	Entnahme	Umfang des Kollektivs (n)
Dresen et al., 2007	10 µg/ml	Blut (Serum)	antemortem	247
Villain et al., 2003	10 mg/l	Blut	antemortem	k.A.
Eilan, 2002	5 µg/ml	Blut	antemortem	240
Elliott et al., 2003	4 mg/l	Blut	antemortem	144
(Kühnle, 2008)	4 µg/ml	Blut	antemortem	-
Shima et al., 2005	1 µg/ml	Blut	antemortem	24
(Steinecke, 2007)	1 µg/ml	Blut	antemortem	-
Erdmann et al., 2006	> 50 mg/l	Blut	postmortem	50
Kintz et al., 2004/2002	50 µg/ml	Blut	postmortem	71
Villain et al., 2003	50 mg/l	Blut	postmortem	k.A.
Elliott, 2004	< 30 mg/l	Blut	postmortem	40
Moriya und Hashimoto, 2005	30 µg/ml	Blut	postmortem	23
Brailsford et al., 2010	10 mg/l	Urin	antemortem	1126 (♀)
Shima et al., 2005*	10 µg/ml	Urin	antemortem	50 (20 Diabetiker)
Elliott et al., 2003	10 mg/l	Urin	antemortem	144
Villain et al., 2003	10 mg/l	Urin	antemortem, postmortem	k.A.
Yeatman und Reid, 2003	10 µg/ml	Urin	antemortem	55
Eilan, 2002	10 µg/ml	Urin	antemortem	670
LeBeau et al., 2002	10 µg/ml	Urin	antemortem	8
Crookes et al., 2004	5 mg/l	Urin	antemortem	50
McCusker et al., 1999	(5 mg/l)	Urin	antemortem	26
Kavanagh et al., 2001	2 mg/l	Urin	antemortem	„detection threshold“
Elliott, 2004	< 20 mg/l	Urin	postmortem	40
Moriya und Hashimoto, 2005	10 µg/ml	Urin	postmortem	12
Kintz et al., 2004/2002	10 µg/ml	Urin	postmortem	71

k.A.: keine Angabe

*) wenn Lagerung der Proben bei 4°C und Ausschluss von Probenansäuerung

4.5 Aussagekraft von GHB-Konzentrationen

Definierte Entscheidungsgrenzwerte werden jeweils bestimmt aufgrund von biologischen Proben lebender Personen und postmortal gewonnenen biologischen Asservaten.
Die Bestimmung endogener GHB-Konzentration (Blutspiegel) ist abhängig von Nachweisverfahren (Nachweisgrenze/Präzision), wobei die Erfassung einer physiologischen GHB-Konzentration im Vordergrund steht, aber nicht von allen Analysenmethoden geleistet werden kann (McCusker et al., 1999).
Elliott (2004) belegt, dass bei GHB-Konzentrationen im Blut von < 30 mg/l von dem Vorliegen endogener GHB ausgegangen werden kann (Abschnitt 4.3). Aufgrund der methodischen Unterschiedlichkeit gelten diese Werte aber nur im Falle von Analysen, in denen mit dem internen Standard GHB-d6 gearbeitet worden ist und keine Konversion zu GBL durchgeführt worden ist.
LeBeau et al. (2001) zitieren im Falle lebender Personen für die endogene GHB-Konzentration im Urin Werte unter 10 µg/ml, gaben aber auch Werte von 20 µg/ml an.
Raknes et al. (2010) schlagen vor, bei schwangeren Frauen höhere Entscheidungsgrenzwerte einzusetzen bei Nachweisverfahren ohne Trennung von GHB/BHB, da die GHB/GBL/BHB-Konzentrationen bei Schwangeren signifikant erhöht sein können. Alle bestimmten GHB-Konzentrationen lagen jedoch innerhalb des Konzentrationsbereiches von anderen Kontrollgruppen (Elliott, 2003; Shima et al., 2004).
Von Kankaanpää et al. (2007) wird diskutiert, dass aufgrund der Beobachtung eines GHB-Anstiegs in Proben postmortem (aber nicht antemortem) ein Cut-Off Limit von 10 µg/ml angegeben wird, um das Auftreten falsch-positiver Ergebnisse zu minimieren. Im Falle von sehr niedrigen endogenen GHB-Konzentrationen kann dieses aber auch zu einem falsch-negativen Ergebnis bei Kasuistiken mit GHB-Beteiligung führen. Wenn, wie bereits beschrieben, bei lebenden Personen endogene GHB-Konzentrationen < 10 µg/mL nachgewiesen werden trotz einer GHB-Einnahme (Mari et al., 2009), so wäre ein Entscheidungsgrenzwert von 10 mg/L kritisch zu betrachten.

Von Kühnle (2008) als praxisorientierter Autor wird vorgeschlagen, als Entscheidungsgrenzwert 4 µg GHB/ml im Blut beizubehalten, wobei ein möglicher Beitrag des GBL-Anteils zum Beitrag an endogener GHB-Produktion noch zu klären wäre. Ein möglicher induktiver Einfluss von Medikamenten auf die endogene GHB-Konzentration ist ebenfalls zu berücksichtigen.

Kühnle (2008) gibt an, dass die von Steinecke (2007) angeführten Arbeiten nur auf den Nachweis von GHB ausgerichtet sind. Eine Umwandlung von GHB in GBL als Analyt, wie von Bosman und Lusthof (2003) beschrieben, soll diese Nachweisproblematik umgehen. Steinecke (2008a) weist jedoch darauf hin, dass aufgenommenes GBL *in vivo* praktisch vollständig zu GHB metabolisiert wird. Ein analytischer Nachweis von GBL ist daher nicht notwendig. Im Falle von gesunden Personen seien die Cut-Off-Werte für antemortem-Blutproben daher offenbar zu hoch gewählt. Steinecke (2008a) spricht sich daher aufgrund einer Arbeit von Shima et al. (2005) für einen kleineren Entscheidungsgrenzwert von 1 µg/ml GHB (gegenüber 4 µg/ml GHB) aus. Dieser Vorschlag würde durch die Ergebnisse von Mari et al. (2009) und durch die Ansicht von Kankaanpää et al. (2007) gestützt.

Shima et al. (2005) weisen als Entscheidungsgrenzwert 1 µg GHB/ml Blut aus. Diese Betrachtung basiert auf einem kleinen Kollektiv und die Möglichkeit besonderer Stoffwechselbedingungen und eventueller pharmakologischer Einflüsse wurde nicht berücksichtigt.

Die im menschlichen Organismus natürlich vorkommende Menge an GBL und BD ist zu berücksichtigen. Nach Untersuchungen von Barker et al (1985) und Doherty et al. (1975) wurden z.B. im Gehirn von Ratten diese Substanzen in Höhe von etwa 1/10 der vorliegenden GHB-Konzentration festgestellt.

Nach einer *in vivo* Zugabe von BD oder GBL werden diese GHB-Vorläufermolekülen nahezu vollständig zu GHB umgesetzt, für GBL wird als Plasma-Halbwertszeit weniger als eine Minute angegeben (Roth und Giarman, 1965; Fishbein und Bessman, 1966), 5 Minuten nach einer GBL-Aufnahme liegen nur noch 3% der Anfangsmenge als GBL vor (nach Madea und Mußhoff, 2009). Die rasche und quantitative Umsetzung erfolgt u.a. durch Laktonasen, die in Blut und Leber, aber z. B. nicht in Gehirn,

Milz, Niere oder Herz vorkommen (dargestellt an der Ratte, Fishbein und Bessman, 1966).

Erdmann et al. (2006) fanden in 14 % aller untersuchten Todesfälle, die eindeutig nicht mit GHB assoziiert sind, im Blut GHB-Konzentrationen > 50 mg/l. Wie bereits publiziert, sind postmortal hohe GHB-Konzentrationen in Blutproben nicht zwingend auf exogen zugeführtes GHB oder GBL zurückzuführen.

Ein Entscheidungsgrenzwert von 50 mg/l für postmortales Blut, wie von Villain et al. (2003) vorgeschlagen, wäre danach zu niedrig gewählt.

Im Falle von antemortem gewonnenen Proben kann nach Erdmann et al. (2006) der von verschiedenen Autoren postulierte Entscheidungsgrenzwert von (etwa) 4 mg GHB/l beibehalten werden. Ein Grenzwert von 10 mg GHB/l wird als überhöht angesehen.

Nach Steinecke (2007) kann für postmortal asservierte Blutproben kein Grenzwert zur Unterscheidung von endogen bedingten und exogen aufgebauten GHB-Konzentrationen vorgeschlagen werden, da diese mit Unsicherheiten behaftet sind. Daher werden Entscheidungsgrenzwerte nicht empfohlen.

Erläuterung zur Kasuistik 1:

Im vorliegenden Fall war die gemessene GHB-Konzentration deutlich erhöht gegenüber den in der Literatur dokumentierten physiologischen Angaben.

Unter Berücksichtigung dieser Literaturangaben und Einbeziehung eines gewissen Unsicherheitsfaktors wird hier der Schluss gezogen, dass die in der antemortem gewonnenen Blutprobe gemessene GHB-Konzentration (C) von 133 µg/ml Serum durch eine exogene Aufnahme von GHB oder GBL zu erklären ist.

Anhand von Literaturangaben (Moffat et al., 2004) für das Verteilungsvolumen von GHB (V_d = 0,5 l/kg) und der Halbwertszeit von GHB ($t_{½}$ = 0,3-1,0 h) unter Einbeziehung des Körpergewichts (KG, 63 kg) können weiterführende Überlegungen angestellt werden.

Eine Annäherung an die aufgenommene Dosis (D) kann anhand der Beziehung D (mg) = C (mg/l) x KG (kg) x V_d (l/kg) vorgenommen werden; zum Zeitpunkt der Blutprobenentnahme errechnet sich damit eine Dosis von ca. 4190 mg GHB. Unter der Annahme, dass zwischen der Blutprobenentnahme und dem Vorfallzeitpunkt etwa 1 h liegen, würde sich bei einer postulierten scheinbaren Halbwertszeit von 1 h eine aufgenommene Dosis von ca. 8380 mg GHB ergeben. Bei den dargestellten Überlegungen wurde der Aufnahmeweg pauschal betrachtet und der endogene Anteil der gemessenen GHB-Konzentration vernachlässigt.

Bei einer GHB-Aufnahme > 1 g ist eine spürbare Wirkung zu erwarten. Es wurde der Vorschlag gemacht, für GHB als nicht geringe Menge 0,82 g GHB zu definieren (Stein, 2003).

Im vorliegenden Fall wäre dieser Wert nach den oben dargestellten Überlegungen weit überschritten und eine Wirkung von GHB in dem Zeitraum vor der Blutprobenentnahme zu erwarten gewesen.

Für GHB wurde von Meyer et al. (2005) eine Serumkonzentration von 50 - 100 mg/l als therapeutisch angesehen. Bei einer Serumkonzentration > 100 mg/l kann eine sedierende Wirkung auftreten.

Erläuterung zur Kasuistik 2:

Im dargestellten Fall lag der gemessene Wert von 139 µg GHB/ml Blut deutlich unterhalb eines Bereiches, bei dem tödliche Vergiftungen beschrieben sind.

Eine Aufnahme von GHB allein erscheint daher nicht geeignet, den eingetretenen Tod zu erklären. Mit Hinblick auf die komplexen Wechselwirkungen der nachgewiesenen Betäubungsmittel (wie Cocain, Methadon) und Psychopharmaka (Benzodiazepin-Derivate) kann der GHB-Befund eine gewisse Relevanz aufweisen.

Dämpfende Psychopharmaka können die mögliche Wirkung der GHB hinsichtlich einer zentralen Dämpfung und Atemdepression verstärken. Die durch GHB mögliche vermittelte Krampfneigung kann sich mit der psychostimulierenden Wirkung des Cocains verstärken. Eine Atemlähmung durch die Wirkungen des Methadons könnte aufgrund der sehr hohen Methadonkonzentration den Tod der Person erklären.

Zusammenfassend wurde als Todesursache eine Mischintoxikation mit Beeinträchtigung der Herz- und Lungenfunktion angesehen.

Die GHB-Konzentration der postmortal asservierten Blutprobe lag deutlich über allen angegebenen Entscheidungsgrenzwerten.

Aufgrund der Höhe der GHB-Konzentration kann die nachgewiesene GHB als exogen betrachtet werden.

Eine Einnahme von GHB (wie beschrieben) wäre geeignet, den Befund zu erklären.

Auf der nächsten Seite wird abschließend eine Übersicht von Entscheidungsgrenzwerten (Cut-Off-Werten) für Körperflüssigkeiten angegeben.

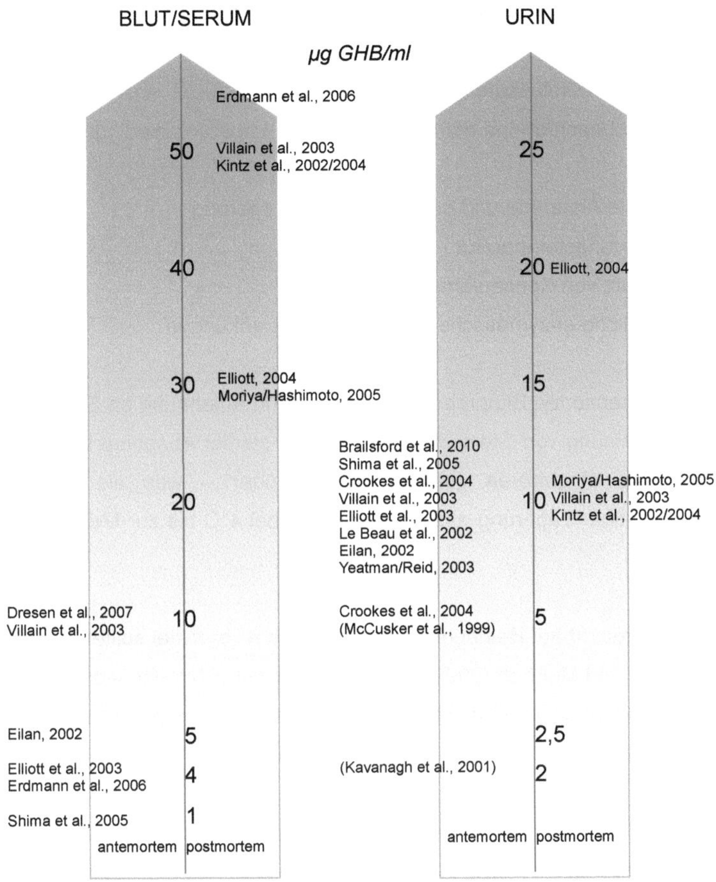

Abbildung 9: GHB-Konzentrationen, die als Entscheidungsgrenzwert zur Unterscheidung von endogener/exogener GHB angegeben werden (alle Zahlenangaben in µg/ml)

5. Schlussfolgerungen

Folgende Einflussgrößen (nach Steinecke, 2007) sollten bei biologischen Proben beachtet und die entsprechenden Lagerungsbedingungen eingehalten werden:

1. Sterile Abnahme und möglichst sterile Lagerung
2. Lagerungstemperatur
3. Zusatz von Konservierungsmitteln
4. Mögliche enzymatische Stoffwechselerkrankungen

Die asservierten Blutproben sollten dabei (in Anlehnung an Shima et al. (2005) und Meinung von Steinecke (2007)) nach steriler Abnahme bei – 20°C bis zur Analyse eingefroren gelagert werden oder – was als ausreichend bei kurzfristiger Lagerung angesehen wird – bei 4°C bis zur Messung aufbewahrt werden.

Bei Verdacht auf Beibringung von GHB als K.-o.-Mittel sollten in Anlehnung an Madea und Mußhoff (2009) ca. 10 ml Blut ohne Citratzusatz und etwa 100 ml Urin asserviert werden. Serum bzw. Urin sind dabei gekühlt zu lagern bzw. bei längerer Lagerung bis zur Analyse einzufrieren.

Folgende Punkte sind von Bedeutung hinsichtlich der möglichen Aussagekraft von GHB-Konzentrationen:

Blutproben sollten möglichst kühl gelagert werden, um eine mögliche GHB-Bildung zu vermeiden.
Der Nachweis von GHB sollte mittels eines standardisierten Verfahrens erfolgen.
Dabei sollten GHB-Konzentrationen von Proben als Referenz vorliegen, die von „GHB-freien" Probanden stammen und nach dem gleichen Nachweisverfahren bestimmt wurden.

Die GHB-Konzentration ist mit einer guten Aussagekraft verbunden, wenn antemortem gewonnene Blutproben vorliegen.
Im Falle von postmortem gewonnenen Blutproben ist die Aussagekraft der GHB-Konzentration geringer, da durch eine größere Zahl von Einflüssen eine erhöhte GHB-Produktion auch bei Proben gefunden werden kann, in denen nachweislich keine GHB-Einnahme vorliegt.
Die GHB-Konzentrationen in antemortem gewonnenen sowie in postmortal asservierten Urinproben können, je nach Entnahmezeitpunkt nach einer möglichen GHB-Aufnahme, eine gute, mäßige oder geringe Aussagekraft besitzen. Mit zunehmendem zeitlichem Abstand zur Aufnahme ist ein Nachweis von exogener GHB weniger wahrscheinlich.

Bei einer Fallbetrachtung ist zu klären, ob bei der beteiligten Person eine Alkoholabhängigkeit vorliegt, da in diesem Falle möglicherweise eine Behandlung mit GHB vorliegen kann. Außerdem ist die Frage nach einer möglichen Schwangerschaft bei Frauen eventuell von Bedeutung, um Substanzkonzentrationen im Urin korrekt einzuordnen.

Der WHO folgend sind zur Beurteilung einer möglichen GHB-Einnahme bei einem Todesfall folgende Faktoren sehr wichtig (WHO-ECCD 2006):

- Vorhandensein anderer Betäubungsmittel (hauptsächlich Ethanol und Opiate)

- Vorkommen von signifikanten GHB-Konzentrationen in postmortalen Blutproben (wie durch exogene aufgenommene GHB verursacht), obwohl kein Hinweis auf eine GHB-Einnahme vorliegt

- Gemessene GHB-Konzentration kann erniedrigt sein

Für antemortem entnommene Blutproben lebender Personen sowie für postmortal assservierte Blutproben sind unterschiedliche Entscheidungsgrenzwerte vorgeschlagen worden.

Von mehreren Autoren (Steinecke, 2007; Kühnle, 2008) wurde auf die Problematik der möglichen Konversion von GHB in GBL sowie auf den deren Meinung nach schwer einzuschätzenden Anteil von GBL an GHB eingegangen. Als Entscheidungsgrenzwert für von lebenden Personen entnommenen Blutproben sollten bis zur Klärung des Beitrages dieses GBL-Anteils 4 µg GHB/ml Blut beibehalten werden (Kühnle, 2008). Da *in vivo* exogen aufgenommenes GBL nahezu vollständig zu GHB umgesetzt wird, befürwortet Steinecke (2008a) aufgrund neuerer Literatur einen wesentlich kleineren Entscheidungsgrenzwert von 1 µg/ml GHB im Blut.

Festzulegende Entscheidungsgrenzwerte zur Unterscheidung von endogener und exogener GHB sollten eine forensische Relevanz aufweisen. Die mögliche Bedeutung von GHB-Vorläufermolekülen (GBL, BD) und mögliche interindividuelle Unterscheide sind in die Überlegungen für solche Entscheidungsgrenzwerte mit einzubeziehen. Basierend auf der vorliegenden Literatur sind als Entscheidungsgrenzwert 4 µg GHB/ml bei Blutproben vertretbar, die von lebenden Personen stammen (antemorten-Proben).

Im Falle von postmortal entnommenen Blutproben wurden höhere GHB-Konzentrationen im Vergleich zu den GHB-Konzentrationen in den Blutproben lebender Personen festgestellt. Als Entscheidungsgrenzwert für postmortal asservierte Blutproben sollte aufgrund der vorliegenden Ergebnisse eine GHB-Konzentration von 50 µg/ml gewählt werden, da viele Unsicherheiten vorliegen.

Urinproben sind offenbar weniger anfällig für Verfälschung als Blutproben. Die Aussagekraft antemortem gewonnener Urinproben hängt aber wegen dem geringen Nachweisfenster von GHB stark von dem Zeitpunkt der Asservierung ab und von der nach einer möglichen GHB-Einnahme bereits vergangenen Zeit. Wegen der schnellen Elimination von GHB sollte eine Urinprobe so schnell wie möglich nach Bekanntwerden, dass eine Einnahme von GHB vorliegen könnte, asserviert werden, möglichst innerhalb von 8 – 12 h.

Als Entscheidungsgrenzwert für solche Urinproben ist eine GHB-Konzentration von 10 µg/ml in der Regel vertretbar.

Das Ziel ist in jedem Fall, die erhaltenen Ergebnisse (ermittelte Konzentration der GHB und entsprechender Metabolite/Vorläufer) korrekt anhand von Entscheidungsgrenzwerten zu interpretieren, um zwischen endogener GHB und zugeführter (exogener GHB) unterscheiden zu können. Voraussetzung dafür ist eine zuverlässige, nachweisstarke Analytik.

6. Zusammenfassung

Gamma-Hydroxybuttersäure (GHB) ist als endogene Verbindung im Blut und Urin des Menschen nachweisbar. GHB wird in Deutschland unter dem Namen Somsanit® als Medikament vertrieben und u.a. als Narkotikum eingesetzt. Die Substanz wirkt euphorisierend und leicht berauschend. GHB wird jedoch auch missbräuchlich verwendet und ist relativ einfach zu beschaffen.
Bei toxikologischen Untersuchungen, insbesondere bei forensisch relevanten Fragestellungen ist es daher entscheidend, zwischen endogenen GHB-Konzentrationen und GHB-Konzentrationen resultierend aus exogener Quelle unterscheiden zu können. Die mögliche Aussagekraft von GHB-Konzentrationen wurde diskutiert, wobei zwei Kasuistiken mit dokumentierter GHB-Einnahme Gegenstand dieser Arbeit waren.

Folgende Punkte sind festzuhalten:

- GHB gewinnt zunehmend an Interesse in der forensischen Toxikologie
- GHB ist ein körpereigener Stoff und kommt im ZNS vor
- Exogene GHB wird im Körper relativ schnell abgebaut
- GHB kann im Körper postmortal gebildet werden
- Vorläufermoleküle wie Gammabutyrolacton (GBL) und 1,4-Butandiol (BD) werden *in vivo* rasch zu GHB metabolisiert
- Eine Interpretation von GHB-Konzentrationen ist problembehaftet, da
    - endogene GHB-Konzentrationen in Blut und Urin eine Variabilität aufweisen
    - endogene GHB Umwandlungsprozessen unterliegt
    - GHB eine relativ kurze Halbwertszeit aufweist
    - eine postmortale GHB-Bildung auftreten kann, mehrere Ursachen sind möglich
    - GHB-Bildung in asservierten Proben je nach Lagerungsart vorkommen kann
    - die Differenzierung von exogener/endogener GHB erschwert ist

Asservierte biologische Proben (Blut, Urin) sollten nach steriler Entnahme bis zur Analyse am besten kühl gelagert werden bzw. bei längerer Lagerung eingefroren gelagert werden.

Die Aussagekraft von gemessenen (physiologischen) GHB-Konzentrationen in solchen biologischen Proben kann nicht pauschal beurteilt werden.
Blutproben, die von lebenden Personen stammen, zeichnen sich durch eine eher gute Aussagekraft aus.
Im Falle von postmortal asservierten Blutproben ist die Aussagekraft geringer, da durch verschiedene Einflussfaktoren die GHB-Konzentration verändert sein kann und auch in Fällen ohne GHB-Beteiligung eine erhöhte GHB-Konzentration vorliegen kann.

Die Probenstabilität antemortem/postmortem asservierter Urinproben ist gegenüber Blutproben offenbar besser. Aufgrund der schnellen Elimination von GHB ist die Aussagekraft der gewonnenen Proben je nach verstrichener Zeit zwischen Vorfall und Asservierung oft jedoch eher als mäßig bzw. gering einzuschätzen.

Festzulegende Entscheidungsgrenzwerte zur Unterscheidung von endogener und exogener GHB sollten eine forensische Relevanz aufweisen. Die mögliche Bedeutung von GHB-Vorläufermolekülen (GBL, BD) und mögliche interindividuelle Unterscheide sind in die Überlegungen für solche Entscheidungsgrenzwerte mit einzubeziehen.
Basierend auf der vorliegenden Literatur sind als Entscheidungsgrenzwert 4 µg GHB/ml bei Blutproben vertretbar, die von lebenden Personen stammen (antemorten-Proben).
Bei postmortal asservierten Blutproben sollte aufgrund der vorliegenden Daten ein Entscheidungsgrenzwert von 50 µg GHB/ml angewendet werden, wobei noch andere biologische Proben (Galle, Glaskörperflüssigkeit) asserviert und untersucht werden sollten.
Eine Untersuchung auf andere Betäubungsmittel wie Ethanol, Opiate und Amfetaminderivate sollte ebenfalls erfolgen, da eventuell eine

Mischintoxikation vorliegen kann (ein Problem ist, dass kein spezifischer (immunologisch-basierter) Schnelltest vorliegt, um GHB/GBL/BD feststellen).

Im Mittelpunkt steht die forensisch bedeutsame Problematik, zwischen endogenen GHB-Konzentrationen und GHB-Konzentrationen resultierend aus exogener Quelle unterscheiden zu können anhand von Entscheidungsgrenzwerten mit forensischer Relevanz. Das Ziel ist, unveränderte Proben zu analysieren, um aussagekräftige Ergebnisse zur Beurteilung der jeweiligen Fälle zu erhalten.

Literatur

Abanades S, Farré M, Segura M, Pichini S, Pastor A, Pacifici R, Pellegrini M, DeLaTorre, Rafael (2007). Disposition of Gamma-Hydroxybutyric Acid in Conventional and Nonconventional Biologic Fluids After Single Drug Administration: Issues in Methodology and Drug Monitoring. Ther Drug Monit, 29, 64-70.

Abanades S, Farré M, Segura M, Pichini S, Barral D, Pacifici R, Pellegrini M, Fonseca F, Langohr K, de la Torre R. (2006). γ-Hydroxybutyrate (GHB) in Humans. Pharmacodynamics and Pharmacokinetics. Ann. N.Y. Acad. Sci., 1074, 559-576.

Akins BE, Miranda E, Lacy JM, Logan BK (2009). A Multi-Drug Intoxication Fatality Involving Xyrem® (GHB). J Forensic Sci, 54, 495-496.

Arena C, Fung H-L (1980). Absorption of Sodium γ-Hydroxybutyrate and Its Prodrug γ-Butyrolactone: Relationship between *In vitro* Transport and *In vivo* Absorption. J Pharm Sci, 69, 356-358.

Alston WC, Ng K (2002). Rapid colorimetric screening test for gamma-hydroxybutyric acid (liquid X) in human urine. Forensic Sci Int., 126, 114-117.

Al-Samarraie MS, Karinen R, Mørland J, Stokke Opdal M (2010). Blood GHB concentrations and results of medical examinations in 25 car drivers in Norway. Eur J Clin Pharmacol, 66, 987-998.

Anderson I, Kim-Katz S, Dyer J, Blanc P (2010). The Impact of Gamma-Hydroxybutyrate (GHB) Legal Restrictions on Pattern of Use: Results from an International Survey. Drugs, 17, 455-469.

Andresen H, Stimpfl T, Sprys N, Schnitgerhans T, Müller A (2008). Liquid Ecstasy – A Significant Drug Problem. Dtsch Arztebl Int, 105, 599-603.

Barker SA, Snead OC, Poldrugo F, Liu C-C, Fish FP, Settine RL (1985). Identification and quantitation of 1,4-butanediol in mammalian tissue: an alternative biosynthetic pathway for gamma-hydroxybutyric acid. Biochem Pharmacol, 34, 1849-1852.

Baselt RC (2004). Gamma-hydroxybutyrate. In: Disposition of Toxic Drugs and Chemicals in Man, seventh ed., Chemical Toxicology Institute, Foster City, CA, pp. 498-501.

Beránková K, Mutňanská K, Balíková, M (2006). Gamma-hydroxybutyric acid stability and formation in blood and urine. Forensic Sci Int, 161, 158-162.

Bernasconi R, Lauber J, Marescaux C (1992). Experimental absence seizures: potential role of gamma-hydroxybutyric acid and $GABA_B$ receptors. J Neural Transm Suppl, 35, 155–177.

Bernasconi R, Mathivet P, Bischoff S, Marescaux C (1999). Gamma-hydroxybutyric acid. an endogenous neuromodulator with abuse potential? Trends Pharmacol Sci, 20, 135-141.

Bessman SP, Fishbein WN (1963). Gamma-hydroxybutyrate, a normal brain metabolite. Nature, 200, 1207-1208.

Bodson Q, Denooz R, Serpe P, Charlier C. (2008). Gamma-hydroxybutyric acid (GHB) measurement by GC-MS in blood, urine and gastric contents, following an acute intoxication in Belgium. Acta Clin Belg., 63, 200-208.

Borgen LA, Okerholm RA, Lai A, Scharf MB (2004). The pharmacokinetics of sodium oxybate oral solution following acute and chronic administration to narcoleptic patients. J Clin Pharmacol, 44, 253–257.

Bosman JJ, Lusthof UJ (2003). Forensic cases involving the use of GHB in The Netherlands. Forensic Sci Int, 133, 17-21.

Brailsford AD, Cowan DA, Kicman AT (2010). Urinary γ-hydroxybutyrate concentrations in 1126 female subjects. J Anal Toxicol, 34, 555-561.

Brenneisen R, ElSohly MA, Murphy TP, Passarelli J, Russmann S, Salamone SJ, Watson DE (2004). Pharmacokinetics and Excretion of Gamma-Hydroxybutyrate (GHB) in Healthy Subjects. J Anal Toxicol, 28, 625-630.

Briese BH, Thoben M (2006). Vergiftungsfälle mit Beteiligung von Gamma-Hydroxybuttersäure (GHB) – ein Beitrag zur Problematik der Interpretation von GHB-Konzentrationen. In: 15. Frühjahrstagung (Nord) der Deutschen Gesellschaft für Rechtsmedizin, Dresden (Abstractband)

Caldicott DGE, Chow FY, Burns BJ, Felgate PD, Byard RW (2004). Fatalities associated with the use of γ-hydroxybutyrate and its analogues in Australasia. Med J Aust, 181, 310-313.

Caputo F, Vignoli T, Maremmani I, Bernardi M, Zoli G (2009). Gamma hydroxybutyric Acid (GHB) for the Treatment of Alcohol Dependence: A Review. Int J Environ Res Public Health,6, 1917-1929.

Carai MAM, Lobina C, Maccioni P, Cabras C, Colombo G, Gessa GL (2008). Gamma-Aminobutyric AcidB ($GABA_B$)-Receptor Mediation of Different In Vivo Effects of Gamma-Butyrolactone. J Pharmacol Sci 106, 199 – 207.

Carter LP, Pardi D, Gorsline J, Griffiths RR (2009a). Illicit gamma-hydroxybutyrate (GHB) and pharmaceutical sodium oxybate (Xyrem): differences in characteristics and misuse. Drug Alcohol Depend, 104: 1-10.

Carter LP, Griffiths RR, Mintzer MZ (2009b) Cognitive, psychomotor, and subjective effects of sodium oxybate and triazolam in healthy volunteers. Psychopharmacology (Berl), 206, 141-154.

Cash CD (1994). Gamma-hydroxybutyrate. An overview of the pros and cons for it being a neurotransmitter and/or a useful therapeutic agent. Neurosci Biobehav Rev, 18, 291-304.

Chin RL, Sporer KA, Cullison B, Dyer JE, Wu TD (1998). Clinical course of gamma-hydroxybutyrate overdose. Ann Emerg Med, 31, 716-22.

Ciolino LA, Mesmer MZ, Satzger RD, Machal AC, McCauley HA, Mohrhaus AS (2001). The Chemical Interconversion of GHB and GBL: Forensic Issues and Implications. J Forensic Sci, 46, 1315-1323.

Constantinides P, Vincent P (2009). Chronic gamma-hydroxybutyric-acid use followed by gamma-hydroxybutyric-acid withdrawal mimic schizophrenia: a case report. Cases J, 10, 7520

Couper FJ, Logan BK (2001). GHB and driving impairment. J. Forensic Sci. 46, 919-923.

Couper FJ, Logan BK (2000). Determination of gamma-hydroxybutyrate (GHB) in biological specimens by gas chromatography-mass spectrometry. J. Anal Toxicol, 24, 1-7.

Craig K, Gomez HF, McManus JL, Bania TC (2000). Severe gamma-hydroxybutyrate withdrawel: a case report and literature review. J Emerg Med, 18, 65-70.

Crookes CE, Faulds MC, Forrest ARW, Galloway JH (2004). A Reference range for endogenous gammahydroxybutyrate in urine by gas chromatography–mass spectrometry. J Anal Toxicol, 28, 644–649.

Dahlén J, Vriesman T. (2002). Simultaneous analysis of gamma-hydroxybutyric acid, gamma-butyrolactone, and 1,4-butanediol by micellar electrokinetic chromatography. Forensic Sci Int., 125, 113-119.

Davidson D, Hutchison K, Dagon, C. (2002). Assessing the stimulant effects of alcohol in humans. Pharmacol Biochem Behav, 72, 151-156.

Drug Enforcement Administration (DEA) (2010). Exempt chemical mixtures containing gamma-butyrolactone. Final rule. Fed Regist, 75(124): 37301-37307. [U.S. Department of Justice]

Dietze PM, Cvetkovski S, Barrat MJ, Clemens S (2008). Patterns and incidence of γ-hydroxybutyrate (GHB)-related ambulance attendances in Melbourne, Victoria. Med J Aust, 188, 709-711.

Doherty, JD, Roth, RH (1978). Metabolism of gamma-hydroxy-[1-14C] butyrate by rat brain: relationship to the Krebs cycle and metabolic compartmentation of amino acids. J Neurochem, 30, 1305-1309.

Doherty JD, Snead OC, Roth RH (1975). A sensitive method for quantitation of γ-hydroxybutyric acid and γ-butyrolactone in brain by electron capture gas chromatography, Anal Biochem, 69, 268-277.

Dresen S, Kempf J, Weinmann W (2007). Prevalence of γ-hydroxybutyrate (GHB) in serum samples of amphetamine, metamphetamine and ecstasy impaired drivers. Forensic Sci Int, 173, 112-116.

Drasbek K, Jensen JC (2006). Gamma-hydroxybutyrate – a drug of abuse. Acta Neurol Scand, 114, 145-156.

Duer WC, Byers KL, Martin JV. (2001). Application of a Convenient Extraction Procedure to Analyze Gamma-Hydroxybutyric Acid in Fatalities Involving Gamma-Hydroxybutyric Acid, Gamma-Butyrolactone, and 1,4-Butanediol. J Anal Toxicol, 25, 576-582.

Dyer JE. gamma-Hydroxybutyrate (1991). a health-food product producing coma and seizurelike activity. Am J Emerg Med, 9, 321-4.

Elian AA. (2000). A novel method for GHB detection in urine and its application in drug-facilitated sexual assaults. Forensic Sci Int, 109, 183-187.

Eilan AA (2002). Determination of endogenous gamma-hydroxybutyrate acid (GHB) concentrations in antemortem urine and blood. Forensic Sci Int, 128, 120-122.

Elliott SP, Lowe P, Symonds A (2004). The possible influence of micro-organisms and putrefaction in the production of GHB in post-mortem biological fluid, Forensic Sci Int, 139, 183-190.

Elliott SP (2004). Further evidence for the presence of GHB in postmortem biological fluid. Implications for the interpretation of findings. J Anal Toxicol, 28, 20-26.

Elliott SP (2003). Gamma hydroxybutyric arid (GHB) concentrations in humans and factors affecting endogenous production. Forensic Sci Int, 133, 9-16.

El Sohly MA, Salamone SJ (1999). Prevalence of drugs used in cases of alleged sexual assault. J Anal Toxicol, 23, 141-146.

Erdmann F, Zandt D, Auch J, Schütz H, Weiler G, Verhoff MA (2006). Untersuchungen zum Grenzwert zwischen endogener und exogener γ-Hydroxybuttersäure (GHB/Liquid Ecstasy). Arch Kriminol, 217, 129-136.

Feldman NT (2010). Clinical perspective: monitoring sodium oxybate-treated narcolepsy patients for the development of sleep-disordered breathing. Sleep Breath, 14, 77-79.

Felmlee MA, Roiko SA, Morse BL, Morris ME (2010a). Concentration-effect relationships for the drug of abuse gamma-hydroxybutyric acid. J Pharmacol Exp Ther, 333, 764-771.

Felmlee MA, Wang Q, Cui D, Roiko SA, Morris ME (2010b). Mechanistic toxicokinetic model for gamma-hydroxybutyric acid: inhibition of active renal reabsorption as a potential therapeutic strategy. AAPS J, 12, 407-416.

Ferrara SD, Zotti S, Tedeschi L, Frison G, Castagna F, Gallimberti L, Gessa GL, Palatini P (1992). Pharmacokinetics of gamma-hydroxybutyric acid in alcohol dependent patients after single and repeated oral doses. Br J Clin Pharmacol, 34, 231-235.

Ferrara S, Tedeschi L, Frison G (1993): Therapeutic gammahydroxybutyric acid monitoring in plasma and urine by gas chromatography – mass spectrometry. J Pharm Biomed Anal, 11, 483–487.

Fieguth A, Albrecht K, Weller J-P, Teske J (2009). Erster Todesfall durch γ-Hydroxybuttersäure (GHB) nach Aufnahme von γ-Butyrolacton (GBL) in Niedersachsen. Arch Kriminol, 223, 45-51.

Fieler EL, Coleman DE, Baselt RC (1998). γ-Hydroxybutyrate concentrations in pre- and postmortem blood and urine. Clin Chem, 44, 692.

Fishbein WN, Bessman SP (1966). Purification and properties of an enzyme in human blood and rat liver microsomes catalyzing the formation and hydrolysis of γ-lactones. J Biol Chem, 241, 4835-4841.

Frison G, Tedeschi L, Maietti S, Ferrara SD (2000). Determination of gamma-hydroxybutyric acid (GHB) in plasma and urine by headspace solid-phase microextraction and gas chromatography/positive ion chemical ionization mass spectrometry. Rapid Commun Mass Spectrom, 14, 2401-2407.

Frucht SJ, Houghton WC, Bordelon Y, Greene PE, Louis ED (2005). A single-blind, open-label trial of sodium oxybate for myoclonus and essential tremor. Neurology, 65, 1967-1969.

Garrison G, Mueller P (1998) Clinical features and outcomes after unintentional gamma-hydroxybutyrate (GHB) overdose. J Toxicol Clin Toxicol, 35, 503-504.

Galloway GP, Frederick SL, Staggers FE Jr, Gonzales M, Stalcup SA, Smith DE (1997). Gammahydroxybutyrate. An emerging drug of abuse that causes physical dependence. Addiction, 92, 89-96.

Ghysel MH (1999). Le GHB. l'acide gamma-hydroxybutyrique. Revue de la littérature, Toxicorama 11, 1-11.

Gibson KM, Aramaki S, Sweetman L, Nyhan WL, De Vivo DC, Hodson AK, Jakobs C (1990). Stable isotope dilution analysis of 4-hydroxybutyric acid: an accurate method for quantification in physiological fluids and the prenatal diagnosis of 4-hydoxybutyric aciduria. Biomed Environ Mass Spectrom, 19, 89-93.

Gong XY, Kubàn P, Scholer A, Hauser PC (2008). Determination of gamma-hydroxybutyric acid in clinical samples using capillary electrophoresis with contactless conductivity detection. J Chromatogr A, 1213, 100-104.

Haller C, Thai D, Jacob III P, Dyer JE (2006). GHB Urine Concentrations After Single-Dose Administration in Humans, J Anal Toxicol, 30, 360–364

Hassan H.M.A, Cooper, G.A.A (2009). Determination of ß-Hydroxybutyrate in Blood and Urine Using Gas-Chromatography-Mass Spectrometry. J Anal Toxicol, 33, 502-507.

Hechler V, Ratomponirina C, Maitre M (1997). Gammahydroxybutyrate conversion into GABA induces displacement of $GABA_B$ binding that is blocked by valproate and ethosuximide. J Pharmacol Exp Ther, 281, 753–760.

Heishman, S J, Arasteh K, Stitzer, M L. (1997). Comparative effects of alcohol and marijuana on mood, memory, and performance. Pharmacol. Biochem. Behav., 58, 93-101.

Helrich M, McAslan T, Skolnik S (1964). Correlation of blood levels of 4-hydroxybutyrate with state of consciousness. Anesthesiology, 25, 771–775.

Hornfeldt C, Lothridge K, Upshaw JC (2002). Forensic science update. Gamma-hydroxybutyrate (GHB). Forensic Sci Commun, 4, No. 1.

Hu R, Banerjee P, Snead O (2000). Regulation of gammaaminobutyric acid (GABA) release in cerebral cortex in the gamma-hydroxybutyric acid (GHB) model of absence seizures in rat. Neuropharmacology, 3, 427–439.

Iten PX, Oestreich A, Lips R, Brabetz M (2000). Eine neue Droge erreicht die Schweiz. Koma nach Einnahme von Gamma-Hydroxybuttersäure. Schweiz Med Wochenschr, 130, 356-361.

Ingels AS, Lambert WE, Stove CP (2010). Determination of gamma-hydroxybutyric acid in dried bloodspots using a simple GC-MS method with direct "on spot" derivatization. Anal Bioanal Chem, 398, 2173-2182.

Jones AW, Eklund A, Kronstrand R (2009). Concentration-Time Profiles of Gamma-Hydroxybutyrate in Blood After Recreational Doses are Best Described by Zero-Order Rather Than First-Order Kinetics. J Anal Toxicol, 33, 332-335.

Jones AW, Holmgren A, Kugelberg FC (2007). Gamma-Hydroxybutyrate Concentrations in the Blood of Impaired Drivers, Users of Illicit Drugs, and Medical Examiner Cases. J Anal Toxicol, 31, 566-572.

Jones C (2001). Suspicious death related to gamma-hydroxybutyrate (GHB) toxicity. J Clin Forensic Med, 8, 74-76.

Jusko W, Koup JR, Alvan G (1976). Nonlinear assessment of phenytoin bioavailability. J Pharmacokin Biopharm, 4, 327-336.

Kalasinsky KS, Dixon MM, Schmunk GA, Kish SJ (2001). Blood, brain, and hair GHB concentration following fatal ingestion. J. Forensic Sci., 46, 728-730.

Kam PCA, Yoong FCA (1998). Gamma-hydroxybutyric acid. an emerging recreational drug. Anaesthesia 53, 1195-1198.

Kankaanpää A, Liukkonen R, Ariniemi K (2007). Determination of γ-hydroxybutyrate (GHB) and its precursors in blood and urine samples: A salting-out approach. Forensic Sci Int, 170, 133-138.

Karila L, Novarin J, Megarbane P, et al. (2009). Gamma-hydroxybutyric acid (GHB): more than a data rape drug, a potentially addictive drug. Presse Med, 38, 1526-1538.

Kavanagh PV, Kenny P, Feely J (2001). The urinary excretion of γ-hydroxybutyric acid in man. J Pharm Pharmacol, 53, 399-402.

Kaufinam EE, Nelson T (1991). An overview of gamma-hydroxybutyrate catabolism. The role of the cytosolic NADP(+)-dependent oxidoreductase EC 1.1.1.19 and of a mitochondrial hydroxyacid-oxoacid transhydrogenase in the initial, rate-limiting step in this pathway. Neurochem Res, 16, 965-974.

Kaupmann K, Cryan JF, Wellendorph P, et al. (2003). Specific gamma-hydroxybutyrate-binding sites but loss of pharmacological effects of gamma-hydroxybutyrate in GABA(B)(1)-deficient mices. Eur. J. Neurosci, 18, 2722-2730.

Kerrigan S. (2002). In vitro production of gamma-hydroxybutyrate in antemortem urine samples. J Anal Toxicol, 26, 571-574.

Kish SJ, Kalasinsky KS, Schmunk G, Furukawa Y, Guttman M, Ang L (2001). Dopaminergic changes in human brain following acute exposure to gamma-hydroxybutyrate. Neurology, 56, 1602-1603.

Kimura M, Hasegawa Y, Nakagawa K, Kajita M, Watanabe K, Yamaguchi S (2003). A sensitive method for 4-hydroxybutyric acid in urine using gas chromatography – mass spectrometry. J Chromatogr B Analyt Technol Biomed Life Sci, 792, 141–144.

Kintz P, Villain M, Crimele V, Ludes B (2004). GHB in postmortem toxicology. Discrimination between endogenous production from exposure using multiple specimens. Forencic Sci Int, 143, 177-181.

Kintz P, Villain M, Pélissier A-L, Crimele V, Leonetti G (2005). Unusually High Concentrations in a Fatal GHB Case. J. Anal Toxicol, 29, 582-585

Koek W, Mercer SL, Coop A, France CP (2009). Behavioral Effects of gamma-Hydroxybutyrate, Its Precursor gamma-Butyrolactone, and GABAB Receptor Agonists: Time Course and Differential Antagonism by the GABAB Receptor Antagonist 3-Aminopropyl(diethoxymethyl)phosphinic Acid (CGP35348). J Pharmacol Exp Ther, 330, 876-883.

Knudsen K, Jonsson U, Abrahamsson J (2010). Twenty-three deaths with gamma-hydroxybutyrate overdose in western sweden between 2000 and 2007. Acta Anaesthesiol Scand, 54, 987-992.

Kühnle, R (2008). Besteht Veranlassung, den Entscheidungsgrenzwert zur Differenzierung endo-/exogener GHB-Blutspiegel auf 1 µg/ml abzusenken? Toxichem und Krimtech, 75, 15.

Kuiper MA, Peikert N, Boerma EC (2009). Gamma-hydroxybutyrate withdrawal syndrome: a case report. Cases J, 25, 6530.

Laborit H, Jovany JM, Gerard J, Fabiani F (1960a). Sur un substrat metabolique a action centrale inhibitrice. Le 4-hydroxybutyrate de Na. Presse Med., 50, 1867-1869.

Laborit H, Jouany JM, Gerard J, Fabiani F (1960b). Summary of an experimental and clinical study on a metabolic substrate with inhibitory central action: sodium-4-hydroxybutyrate. Presse Med, 68, 1867-1869.

Laborit H (1964). Sodium-4-hydroxybutrate. Int J Neuropharmacol, 43, 433-452.

LeBeau MA, Montgomery MA, Miller ML, Burmeister SG (2000). Analysis of biofluids for gammahydroxybutyrate (GHB) and gamma-butyrolactone (GBL) by headspace GC–FID and GC–MS. J Anal Toxicol, 24, 421–428.

LeBeau MA, Miller ML, Levine B (2001). Effect of storage temperature on endogenous GHB concentration in urine. Forensic Sci Int, 119, 161-167.

LeBeau MA, Christenson RH, Levine B, Darwin WD, Huestis MA (2002). Intra- and interindividual variations in urinary concentrations of endogenous gamma-hydroxybutyrate. J Anal Toxicol, 26, 340-346.

Lenz D, Rothschild MA, Kröner L (2008). Intoxications due to Ingestion of γ-Butyrolactone: Organ Distribution of γ-Hydroxybutyric Acid and γ-Butyrolactone. Ther Drug Monit, 30, 755-761.

Lettieri JT, Fung H-L (1978). Dose-Dependent Pharmacokinetics and Hypnotic Effects of Sodium γ-Hydroxybutyrate in the Rat. J Pharmacol Exp Ther, 208, 7-11.

Liechti ME, Kupferschmidt H (2004). γ-hydroxybutyrate (GHB) and γ-butyrolactone (GBL): analysis of overdose cases reported to the Swiss Toxicological Information Centre. Swiss Med Wkly, 134, 534-537.

Li J, Stokes SA, Woeckener A (1998a). A tale of novel intoxication. seven cases of gamma-hydroxybutyric arid overdose. Ann Emerg Med, 31, 723-728.

Li J, Stokes SA, Woeckener A (1998b). A tale of novel intoxication. a review of the effects of gammahydroxybutyric acid with recommendations for management. Ann Emerg Med, 31, 729-736.

Louagie H, Verstraete A, De Soete C (1997). A sudden awakening from a near coma after combined intake of gammahydroxybutyric acid (GHB) and ethanol. J Toxicol Clin Toxicol, 35, 591–594.

Lund, L. O., Humphries, J. H., Virtue, R. W. (1965) Sodium gamma hydroxybutyrate. laboratory and clinical studies. Can Anaesth Soc J, 12, 379-385.

Madea M, Mußhoff F (2009). Knock-Out Drugs: Their prevalence, Modes of Action, and Means of Detection. Dtsch Arztebl Int, 106, 341-347.

Mahon KD, Tomaszewski CA, Tayal VS (1999). Emergency department presentation of serum confirmed GHB ingestions. Acad Emerg Med, 6, 395-396.

Maitre, M (1997). THE GAMMA-HYDROXYBUTYRATE SIGNALLING SYSTEM IN BRAIN: ORGANIZATION AND FUNCTIONAL IMPLICATIONS. Prog Neurobiol, 51, 337-61.

Mari F, Politi L, Trignano C, Di Milia MG, Di Padua M, Bertol E (2009). What constitutes a normal ante-mortem urine GHB concentration? J Forensic Leg Med, 16, 148-151.

Marinetti LJ, Isenschmid DS, Hepler BR, Kanluen S (2005). Analysis of GHB and 4-Methyl-GHB in Postmortem Matrices after Long-Term Storage. J Anal Toxicol, 29, 41-47.

Mason PE, Kerns WP 2nd (2002). Gamma hydroxybutyric acid (GHB) intoxication. Acad Emerg Med, 9, 730-9.

McCusker RR, Paget-Wilkes H, Chronister CW, Goldberger BA (1999). Analysis of gamma-hydroxybutyrate (GHB) in urine by gas chromatography-mass spectrometry. J Anal Toxicol, 23, 301-305.

Mac Gillivray MH, Li PK, Lee JT, Mills BJ, Voorhess ML, Putnam TI, Schaefer PA (1982). Elevated Plasma β-Hydroxybutyrate Concentrations without Ketonuria in Healthy Insulin-Dependent Diabetic Patients. J Clin Endocrinol Metab, 54, 665-668.

Malaspina P, Picklo MJ, Jakobs C, Snead OC, Gibson KM (2009). Comparative genomics of aldehyde dehydrogenase 5a1 (succinate semialdehyde dehydrogenease) and accumulation of gamma-hydroxybutyrate associated with its deficiency. Hum Genomics, 3, 106-120.

Mathivet P, Bernasconi R, De Barry J (1997). Binding characteristics of gamma-hydroxybutyric acid as a weak but selective $GABA_B$ receptor agonist. Eur J Pharmacol, 321, 67–75.

Mazarr-Proo S, Kerrigan S (2005). Distribution of GHB in tissues and fluids following a fatal overdose. J Anal Toxicol, 29, 398-400.

Merckel C, Auwärter D, Simmert D, Pragst F (2003). Gamma-Hydroxybuttersäure (GHB) in notfallmedizinischen Proben: Bestimmung durch HS-SPME/GC-MS und Fallbeispiele. Toxichem und Krimtech, 70, 93-98.

Meyer S, Kleinschmidt S, Gottschling S, Gortner L, Strittmatter M (2005). Gamma-Hydroxybuttersäure: Neurotransmitter, Sedativum und Droge. Wien Med Wochenschr, 155, 315-322.

Miró O, Nogué S, Espinosa G, To-Figueras J, Sánchez M (2002). Trends in illicit drug emergencies: the emerging role of gamma-hydroxybutyrate. J Toxicol – Clin Toxicol, 40, 129-135.

Miotto K, Darakjian J, Basch J, Murray S, Zogg J, Rawson R (2001). Gamma-hydroxybutyric acid: patterns of use, effects and withdrawal. Am J Addict, 10, 232-241.

Moriya F, Hashimoto Y (2004). Endogenous γ-hydroxybutyric acid levels in postmortem blood. Legal Med, 6, 47-51.

Moriya F, Hashimoto Y (2005). Site-dependent production of gamma-hydroxybutyric acid in the early postmortem period. Forensic Sci Int, 148, 139-142.

Morris ME, Hu K, Wang Q (2005). Renal clearance of gamma-hydroxybutyric acid in rats: increasing renal elimination as a detoxification strategy. J Pharmacol Exp Ther, 313, 1194-1202.

Morris ME, Felmlee MA (2008). Overview of the proton-coupled MCT (SLC16A) family of transporters: characterization, function and role in the transport of the drug of abuse gamma-hydroxybutyric acid. AAPS J., 10, 311-321.

Moffat AC, Osselten MD, Widdop B (Eds) (2004). Clarke's Analysis of Drugs and poisons, 3rd edn., Pharmaceutical Press (London/Chicago), p. 1072-1073.

Mußhoff F, Madea B (2008). K.-o.-Mittel. Rechtsmedizin, 18, 205-224.

Nasrallah FA, Maher AD, Hanrahan JR, Balcar, VJ, Rae CD (2010). γ -Hydroxybutyrate and the GABAergic footprint: a metabolomic approach to unpicking the actions of GHB. J Neurochem, 115, 58-67.

Nelson T, Kaufman E, Kline J, Sokoloff L (1981). The Extraneural Distribution of γ-Hydroxybutyrate. J Neurochem, 37, 1345-1348.

Nicholson KL, Balster RL (2001). GHB. a new and novel drug of abuse. Drug Alcohol Depend. 63, 1-22.

Okun MS, Boothby LA, Bartfield RB, Doering PL (2001). GHB. An important pharmacologic and clinical update. J Pharm Pharm Sci, 4, 167-175.

Palatini P, Tedeschi L, Frison G, Padrini R, Zordan R, Orlando R, Gallimberti L, Gessa GL, Ferrara SD (1993). Dose-dependent absorption and elimination of gamma-hydroxybutyric acid in healthy volunteers. Eur J Clin Pharmacol, 45, 353-356.

Paul R, Tsanaclis L, Kingston R, Berry A, Guwy A (2006). GC-MS-MS Determination of Gamma-Hydroxybutyrate in Blood and Urine. J Anal Toxicol, 30, 375-379.

Pearl PL, Gibson KM, Quezado Z, Dustin I, Taylor J, Trzcinski S, Schreiber J, Forester K, Reeves-Tyer P, Liew C, Shamim S, Herscovitch P, Carson R, Butman J, Jakobs C, Theodore W (2009). Decreased GABA-A binding on FMZ-PET in succinic semialdehyde dehydrogenase deficiency. Neurology, 73, 423-429.

Perrier D, Gibaldi M (1972). Influence of first-pass effect on the systemic availability of propoxyphene. J Clin Pharmacol, 12, 449-452

Poldrugo F, Barker S, Basa M, Mallardi F, Snead OC (1985). Ethanol potentiates the toxic effects of 1,4-butanediol. Alcohol Clin Exp Res, 9, 493-497.

Raknes G, Aronsen L, Fuskevag OM (2010). Urinary concentration of gamma-hydroxybutyric Acid and related compounds in pregnancy. J Anal Toxicol, 34, 394-399.

Rambourgh-Schepens M-O, Buffet M, Durak C, Mathieu-Nolf M (1997). Gamma Butyrolactone Poisoning and Its Similarities to Gamma Hydroxybutyric Acid: Two Case Reports. Vet Human Toxicol, 39, 234-235.

Rodgers J, Ashton CG, Gilvarry E, Young AH (2004). Liquid ecstasy. a new kid on the dance floor. British Journal of Psychatry, 184, 104-106.

Roth RH, Giarman NJ (1970). Natural occurence of gamma-hydroxybutyrate in mammalian brain. Biochem Pharmacol, 19, 1087-1093.

Roth RH, Giarman, NJ (1969). Conversion in vivo of gamma-aminobutyric to gamma-hydroxybutyric acid in the rat. Biochem Pharmacol, 18, 247-250.

Roth RH, Giarman, NJ (1969). GBL and GHB – distribution and metabolism, Biochem Pharmacol, 15, 1333-1337.

Roth RH, Giarman, NJ (1966). γ-Butyrolactone and γ-hydroxybutyric acid – I. Distribution and metabolism. Biochem Pharmacol, 15, 1333-1348.

Roth RH, Giarman, NJ (1965). Preliminary report on the metabolism of γ-butyrolactone and γ-hydroxybutyric acid. Biochem Pharmacol, 14, 177-178.

Saytzeff A (1874). Naturally occurring metabolite of GABA thought to function as a neurotransmitter or neuromodulator. The highest conc in humans is found in fetal cerebrellum and adult hypothalamus. Ann, 171, 258.

Saudan C, Augsburger M, Kintz P, Saugy M, Mangin P (2005). Detection of Exogenous GHB in Blood by Gas Chromatography-Combustion-Isotope Ratio Mass Spectrometry: Implications in Postmortem Toxicology. J Anal Toxicol, 29, 777-781.

Scharf M, Lai A, Branigan B, Stover R, Berkowitz D (1998). Pharmacokinetics of gammahydroxybutyrate (GHB) in narcoleptic patients. Sleep, 21, 507–514.

Schläpfer M, Bovens, M (2007). Nachweis von γ-Hydroxybutyrat (GHB), γ-Butyrolacton (GBL) und 1,4-Butandiol (BD) in Getränken. Toxichem und Krimtech, 74, 55-58.

Schwartz TL (2007). Gamma hydroxybutyric acid and sodium oxybate used to treat posttraumatic stress disorder. CNS Spectrums, 12, 884-886.

Shima N, Miki A, Kamata T, Katagi M, Tsuchihashi H (2004). Urinary endogenous concentrations of GHB and its isomers in healthy humans and diabetics. Forensic Sci Int, 149, 171-179.

Shima N, Miki A, Tooru K, Munehiro K, Hitoshi T (2005). Endogenous Level and *in vitro* Production of GHB in Blood from Healthy Humans, and the Interpretation of GHB Levels Detected in Antemortem Blood samples. J Health Sci, 51, 147-154.

Skopp G (2004). Preanalytic aspects in post-mortem toxicology. Forensic Sci Int., 142, 75 – 100.

Snead OC, Gibson KM (2005). γ-Hydroxybutyric Acid. N Engl J Med, 352, 2721-2732.

Snead OC, Nichols AC (1987). Gamma-hydroxybutyric acid binding sites: evidence for coupling to a chloride anion channel. Neuropharmacology, 26, 1519-1523.

Snead O (2000). Evidence for a G protein-coupled gammahydroxybutyric acid receptor. J Neurochem, 75, 1986–1996

Snead O (1996). Presynaptic GABAB- and gamma-hydroxybutyric acid-mediated mechanisms in generalized absence seizures. Neuropharmacology, 3, 359–367.

Snead O (1977). Minireview: Gamma hydroxybutyrate. Life Sci, 1977, 20, 1935–1943.

Sporer KA, Chin RL, Dyer JE, Lamb R (2003). Gamma-hydroxybutyrate serum levels and clinical syndrome after severe overdose. Ann Emerg Med 42, 3–8.

Stephens BG, Coleman DE (1999). In vitro stability of endogenous gamma-hydroxybutyrate in postmortem blood. J Forensic Sci ;44, 231.

Stein MS (2003). Stellungnahme zur Nicht Geringen Menge von γ-Hydroxybuttersäure. Toxichem und Krimtech, 70, 87-92.

Steinecke H (2008a). Es besteht Veranlassung, den Entscheidungsgrenzwert zur Differenzierung endo-/exogener GHB-Blutspiegel auf 1 µg/ml abzusenken! Toxichem und Krimtech, 75, 80-82.

Steinecke H (2008b). Ein weiterer Beitrag zur Bewertung von γ-Hydroxybuttersäure (GHB) im Blut – Gerichtsentscheid zu einem Verkehrsdelikt. Toxichem und Krimtech, 76, 124.

Steinecke H. (2007). Beitrag zur Bewertung von γ-Hydroxybuttersäure (GHB) – Konzentrationen im Blut lebender Personen sowie in postmortalen Blutproben. Toxichem und Krimtech, 74, 150-154.

Struys EA, Verhoeven NM, Jansen EEW, Ten Brink H, Gupta M, Burlingame T, Quang LS, Maher T Rinalso P, Snead OC, Goodwin AK, Weerts EM, Brown PR, Murphy TC, Picklo MJ, Jakobs C, Gibson KM (2006). Metabolism of γ-hydroxybutyrate to D-2-hydroxyglutarate in mammals: further evidence for D-2-hydroxyglutarate transhydrogenase. Metab Clin Exp, 55, 353-358.

Struys EA, Verhoeven NM, TenBrink HJ, Wickenhagen WV, Gibson KM, Jakobs C (2005). Kinetic characterization of human hydroxyacid-oxoacid transhydrogenase: Relevance to D-2-hydroxyglutaric and γ-hydroxybutyric acidurias. J Inherit Metab Dis, 28, 921-930.

Shumate JS, Snead OC (1979). Plasma and central nervous system kinetics of gamma-hydroxybutyrate. Res Commun Chem Pathol Pharmacol, 25, 241-256.

Takahara J, Yunoki S, Yakushiji, W, Yamauchi W, Yamane J (1977). Stimulatory effects of gamma-hydroxybutyric acid on growth hormone and prolactin release in humans. J Clin Endocrinol Metab 44, 1014-1017.

Templeton AJ, Vonesch H-J (2005). Intoxikation mit GBL (<<liquid ecstasy>>). Schweiz Med Forum, 5, 115-116.

Thai D, Dyer JE, Jacob P, Haller CA (2007). Clinical Pharmacology of 1,4-Butanediol and Gamma-hydroxybutyrate After Oral 1,4-Butanediol Administration to Healthy Volunteers. Clin Pharmacol Ther, 81, 178-184.

Thai D, Dyer JE, Benowitz, NL, Haller, CA (2006). Gamma-hydroxybutyrate and Ethanol Effects and Interactions in Humans. J Clin Psychpharmacol, 26, 524-529.

Timby N, Eriksson A, Bostrom K (2000). Gamma-hydroxybutyrate associated deaths. Am J Med 108, 518-519.

Tunnicliff, G (1997). Sites of action of gamma-hydroxybutyrate (GHB) - a neuroactive drug with abuse potential. J Toxicol Clin Toxicol, 35, 581-91.

Van der Pol W, Van der Kleijn E, Lauw M (1975). Gas Chromatographic Determination and Pharmacokinetics of 4-Hydroxybutyrate in Dog and Mouse. J Pharmacokinet Biopharm, 3, 99-113.

Van Sassenbroeck, De Neve N, De Paepe P, Belpaire FM, Verstraete AG, Calle PA, Buylaert WA (2007). Abrupt awakening phenomenon associated with gamma-hydroxybutyrate use: A case series. Clin Toxicol, 45, 533-538.

Vayer P, Mandel P, Maitre M (1987). Gamma-hydroxybutyrate, a possible neurotransmitter. Life Sci, 41, 1547-1557.

Vergoni A (2000). Neuroprotective effect of gamma-hydroxybutyrate in transient global cerebral ischemia in the rat. Eur J Pharmacol, 397, 75–84.

Vickers, M D (1969) Gammahydroxybutyric arid. Int Anesthesiol Clin, 7, 75-89.

Villain M, Cirimele V, Ludes B, Kintz P (2003). Ultra-rapid procedure to test for gamma-hydroxybutyric acid in blood and urine by gas chromatography-mass spectrometry. J Chromatogr B, 792, 83-87.

Wang X, Wang Q, Morris ME (2008). Pharmacokinetic Interaction between the Flavonoid Luteolin and γ-Hydroxybutyrate in Rats: Potential Involvement of Monocarboxylate Transporters. AAPS J, 10, 47-55.

Waszkielewicz A, Bojarski J (2004). γ-Hydroxybutyric acid (GHB) and its chemical modifications. a review of the GHBergic system. Pol J Pharmacol, 56, 43–49

Wells D (2001). Drug administration and assault. sex in the glass. Sci Justice 41, 197-99.

WHO Expert Committee on Drug Dependence – ECDD (2006). Pre-review of gamma-hydroxybutyric acid (GHB). 34th ECCD 2006/5.

http://www.who.int/medicines/areas/quality_safety/5GHBPreReview.pdf. Abruf am 2010-12-30.

Williams, SR (1998). Gamma-Hydroxybutyric Acid Poisoning. WJM, 168, 187-188.

Wittmann C (2007). Fluxome analysis using GC-MS. Microb Cell Fact, 6, 6

Wood DM, Warren-Gash C, Ashraf SL, Greene SL, Shather Z, Trivedy C, Clarke S, Ramsey J, Holt DW, Dargan PI (2008). Medical and legal confusion surrounding gamma-hydroxybutyrate (GHB) and its precursors gamma-butyrolactone (GBL) and 1,4-butanediol (1,4BD). Q J Med, 101, 23-29.

Wood DM, Laloup M, Samyn N, Morris MR, De Bruijn EA, Maes RA, Young MS, Maes V, De Boeck G (2004). Simultaneous analysis of gamma-hydroxybutyric acid and its precursors in urine using liquid chromatography-tandem mass spectrometry. J Chromatogr A, 1056, 83-90.

Wojtowicz JM, Yarema MC,Wax PM (2008). Withdrawal from gamma-hydroxybutyrate, 1,4-butanediol and gamma-butyrolactone. a case report and systematic review. CJEM, 10, 69-74.

Wu H, Zink N, Carter L (2003). A tertiary alcohol analog of gamma-hydroxybutyric acid as a specific gamma-hydroxybutyric acid receptor ligand. J Pharmacol Exp Ther, 2, 675–679.

Yeatman DT, Reid K (2003). A study of urinary endogenous gamma-hydroxybutyrate (GHB) levels. J Anal Toxicol, 27,40–42

Zvosec DL, Smith SW, McCutcheon JR, Spillane J, Hall BJ, Peacock EA. (2001) Adverse events, including death, associated with the use of 1,4-Butanediol. N Engl J Med, 344, 87-94.

Adresse des Autors:

Dr. rer. nat. Bernd Holger Briese

Fachbiologe für Toxikologie

Manager Regulatory Science / Toxicology and Risk Assessments

SCC - Scientific Consulting Company

Chemisch-Wissenschaftliche Beratung GmbH

Am Grenzgraben 11

D-55545 Bad Kreuznach

E-Mail: berndbriese@yahoo.de

Erklärung:

Die vorliegende Arbeit wurde selbständig und basierend auf der genannten Literatur erstellt.

Der Autor, im Januar 2011